远离斜视

王艳华　主编

天津出版传媒集团
天津科技翻译出版有限公司

图书在版编目(CIP)数据

远离斜视 / 王艳华主编. — 天津 : 天津科技翻译出版有限公司, 2024.1

ISBN 978-7-5433-4424-2

Ⅰ. ①远… Ⅱ. ①王… Ⅲ. ①斜视－诊疗 Ⅳ. ①R777.04

中国国家版本馆CIP数据核字(2024)第022697号

远离斜视
YUANLI XIESHI

出　　版：天津科技翻译出版有限公司
出 版 人：刘子媛
地　　址：天津市南开区白堤路244号
邮政编码：300192
电　　话：(022)87894896
传　　真：(022)87893237
网　　址：www.tsttpc.com
印　　刷：高教社(天津)印务有限公司
发　　行：全国新华书店
版本记录：880mm×1230mm　32开本　2.75印张　100千字
2024年1月第1版　2024年1月第1次印刷
定　　价：28.00元

编者名单

主　编　王艳华

编　者　谢淑丽　冯　芳　薛　裴

　　　　冯　娜　郭俊敏　郭梦瑶

绘　图　聂未香

前言

“眼睛是心灵之窗”，心中有爱，眼里有光，目光所及皆是美好，双眼释放皆是友善。然而，现实又难尽如人意，比如说斜视，影响的是形象，消磨的是自信。在经济欠发达、对斜视认识不够充分的地区，很多斜视患者并不了解“斜视是可以矫正的”，于是任其发展而导致症状变得越发严重。斜视成了自卑的标签，成了终身相伴的苦恼。

斜视是由于一眼向前注视，而另一眼偏离了相应的注视方向。它的种类很多，而大家所见到的更多是按照斜视的方向来分的，例如，两眼向内的内斜视，两眼向外的外斜视，以及分别在上下不同位置的上斜视与下斜视。

眼科学的发展，特别是在经济和医学发展的双重保障下，不仅使斜视治疗得到重视和发展，而且使与斜视紧密相关的科普知识（例如，斜视的病因、症状、治疗方法，以及斜视的早发现、早诊断、早治疗的重要性等）的推广变得非常迫切。

患有斜视并不可怕，完全可以通过戴眼镜、手术及双眼视康复训练等方法来治疗和矫正，从而改变斜视患者的外貌、恢复双眼视功能、重建自信。

在从事多年斜弱视临床诊治过程中，经常有斜视患者或家属咨询有关斜视的防治知识，于是我们搜集并整理一些具有普遍性和关键性的问题逐一回答并编辑成册。《远离斜视》通过科普漫画、图文并茂的形式，给所有的斜视患者及其家属或有兴趣的读者提供既专业又通俗易懂的科普美文，全面系统地介绍斜视的发病原因、临床表现、检查方法、对患者的影响及治疗措施等知识。

相信该科普书会使读者对斜视的认识和预防治疗有充分的了解，为斜视患者有勇气走出困境起到积极的推动作用。最后感谢撰写科普内容的山西爱尔眼科医院大视光斜视治疗团队，感谢为这本科普书的出版而付出努力的每一个人！

目 录

第一章

斜视是什么样子，有什么影响？

斜视带来的诸多困扰，不用担心，科普小课堂帮您答疑解惑。

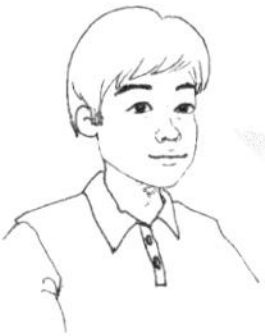

什么是斜视呢？

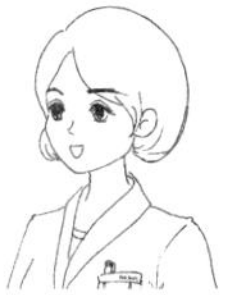

斜视是指两眼不能同时注视同一目标，也就是当双眼注视同一目标时，一只眼睛发生了偏斜。根据眼位偏斜方向的不同，分为以下类型：内斜视、外斜视、上斜视、下斜视。

我们经常见到的斜视有：

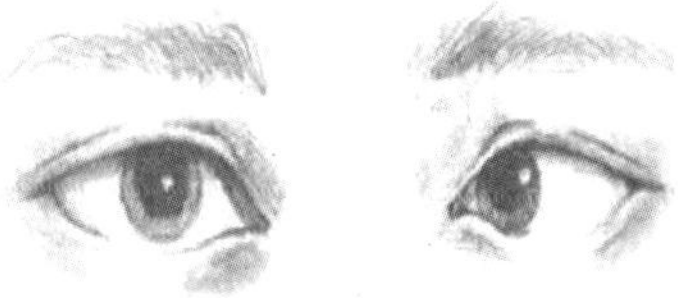

内斜视：左眼黑眼珠转向鼻子

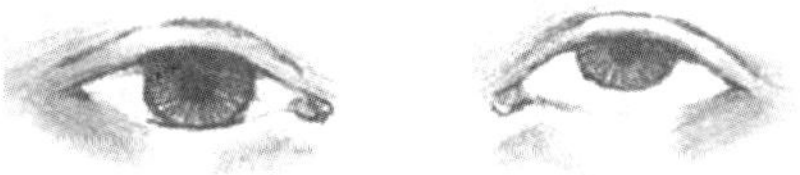

上斜视：左眼黑眼珠向上

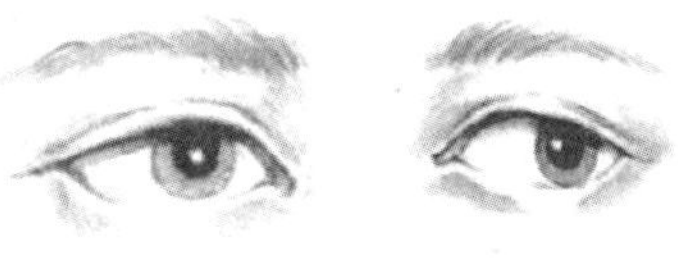

外斜视：左眼黑眼珠转向外眼角

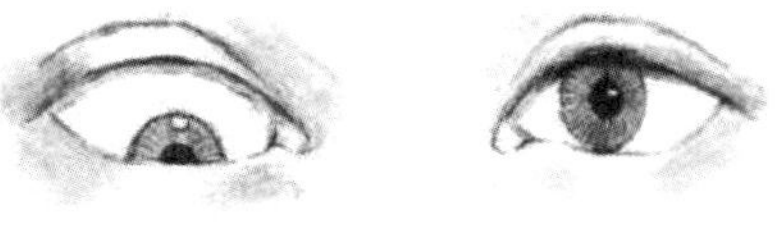

下斜视：右眼黑眼珠向下

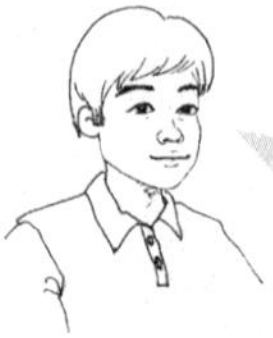

孩子看物体总是侧看和歪头看，是不是斜视了？

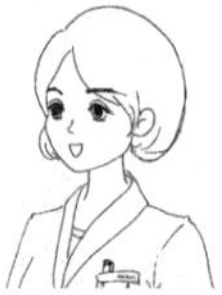

斜视和侧身看或者歪头视物不能混为一谈，专科检查很重要！

日常多留意孩子看东西的姿势，发现有一些“异常”，可能是斜视。

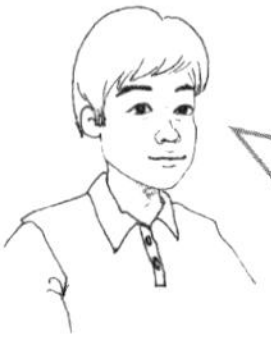

斜视有什么危害啊？

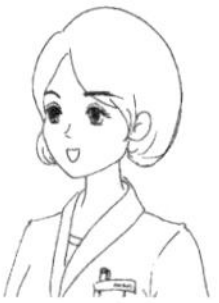

斜视的危害包括：

- 影响外观，容易产生自卑心理。
- 影响看事物的立体功能，例如，看3D电影立体感缺失。
- 歪头耸肩，影响孩子的身体发育。

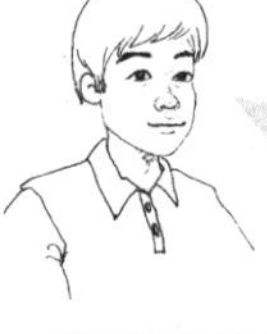

孩子斜视，怎么办呢？

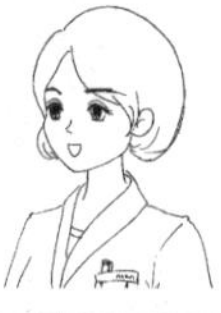

如果孩子经常出现精神不集中、发呆时一只眼睛溜走了、喜欢闭一只眼、歪头看东西，则提示可能有斜视，但不是所有的斜视都会表现在外观上。

很多家长轻信戴眼镜就可以了，最后导致本不需要手术的孩子不得不接受手术治疗。可见，专业的眼科医院检查很必要。切勿观望延误病情！

第二章

斜视的起因与治疗

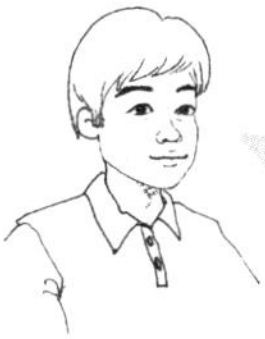

眼球是通过什么方式完成运动功能的？

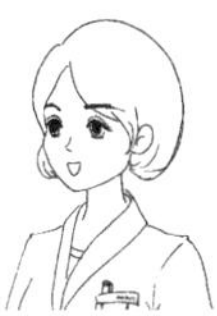

眼球位于眼眶内，周围有眼外肌，眼球向各个方向运动就是靠眼外肌完成的。神经支配眼外肌，从而控制眼球的运动。

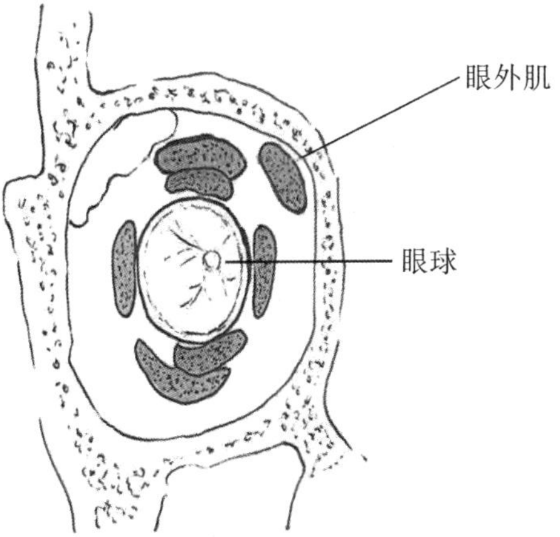

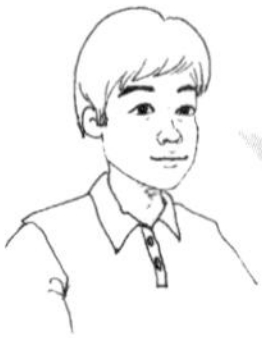

每个眼球有几条肌肉？

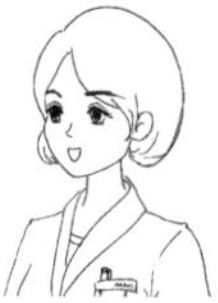

六条三对。

一对水平肌：外直肌、内直肌。

一对垂直肌：上直肌、下直肌。

一对斜肌：上斜肌、下斜肌。

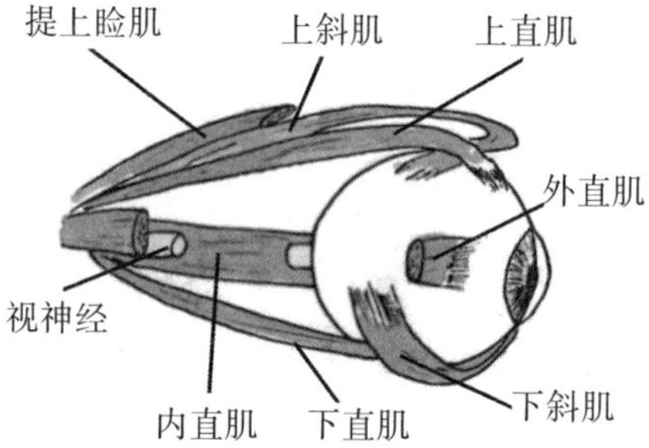

眼外肌解剖图

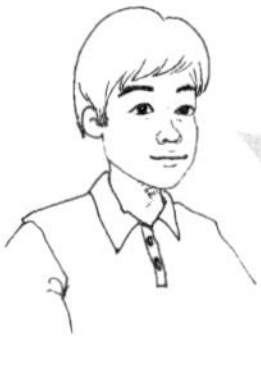

眼外肌的神经支配是什么样的？

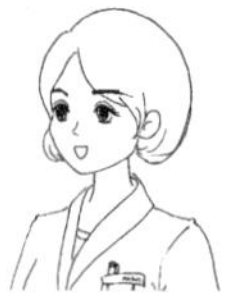

三类。

第一类：滑车神经支配上斜肌。

第二类：展神经支配外直肌。

第三类：动眼神经支配内直肌、上直肌、下直肌、下斜肌。

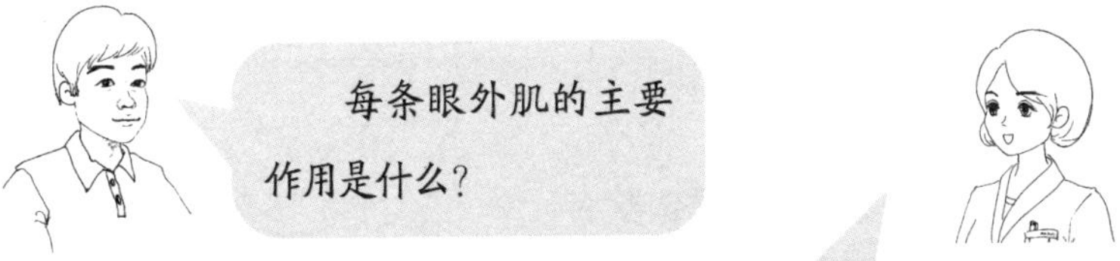

其实眼球运动并不像我们想象的那样简单，要想完成某一方向的运动，其实是需要眼外肌团队的共同努力！

各司其职：

眼睛内转都靠它——内直肌；眼睛外转实干家——外直肌；眼睛上转把它夸——上直肌；眼睛下转就属它——下直肌；眼睛内旋依赖它——上斜肌；眼睛外旋紧抓它——下斜肌。

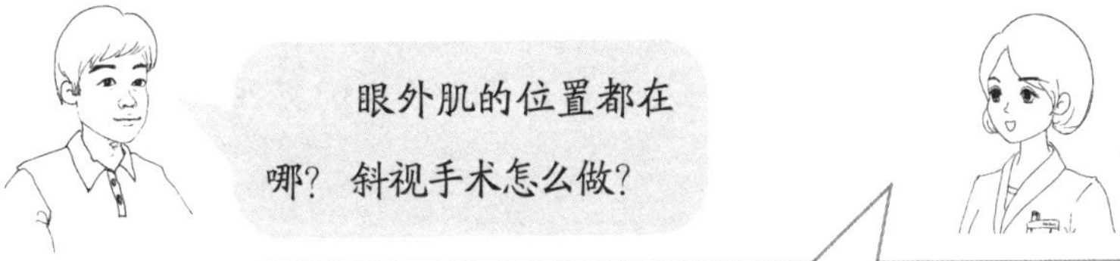

下面两幅图是四条直肌距角膜缘的距离。斜视手术并不触碰眼睛内部构造，而是改变眼外肌的位置，应安心手术不用恐慌。

现今的斜视手术时间短，睡眠式体验，所以斜视手术不可怕。

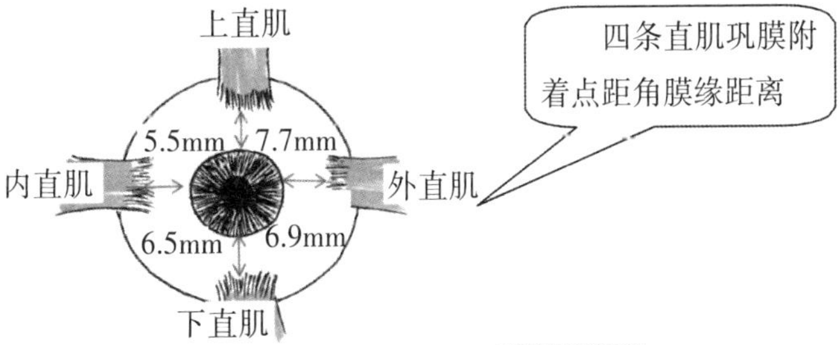

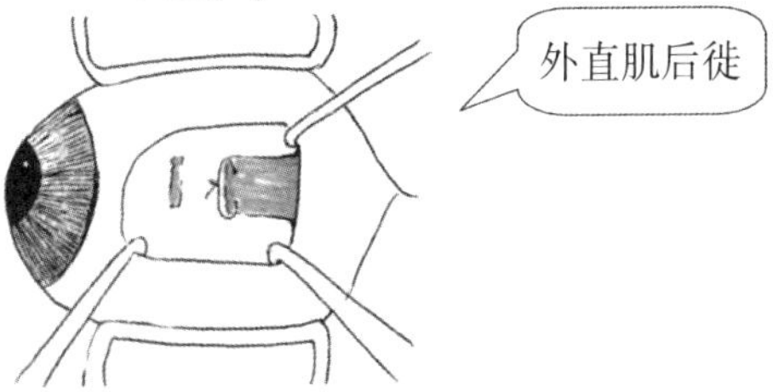

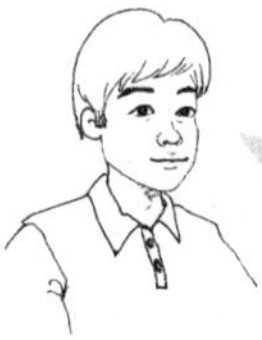

斜视手术会影响孩子视力吗？会影响孩子学习吗？

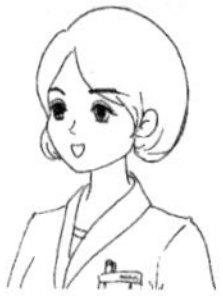

斜视手术本身并不影响视力，但因斜视会影响患者心理，长此以往可能会影响患者与老师和同学的交往，从而影响学习成绩。

第三章

如何发现和检测斜视？

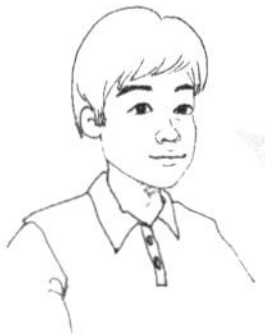

我感觉孩子有点斜视，孩子太小了，我可以在家自己查斜视吗？

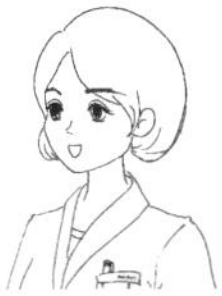

我们光靠看孩子的外观是不能确诊斜视的，推荐大家一种在家里自测的方法，那就是——角膜映光法。

方法：家长和孩子面对面，家长手持一个手电筒水平照在孩子两眼正中央的鼻梁处，并让孩子盯着手电筒看。手电筒在孩子的两只黑眼珠上各自出现一个反光点。如果反光点在正当中，那么孩子的眼睛没有斜视；如果有任何一个反光点不在正当中，那么孩子可能存在斜视。

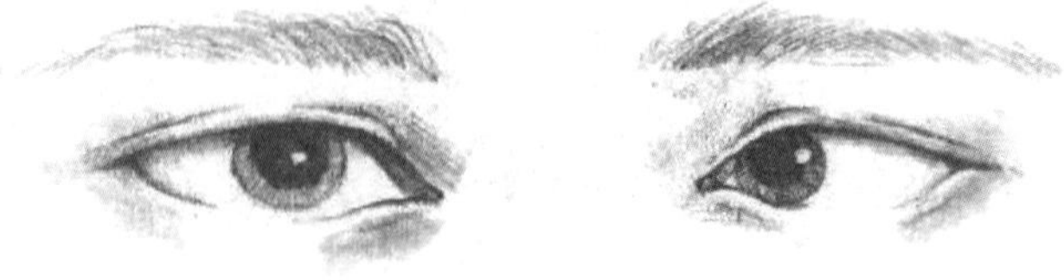

右眼黑眼珠的反光点居中，左眼黑眼珠的反光点靠外，可能为内斜视

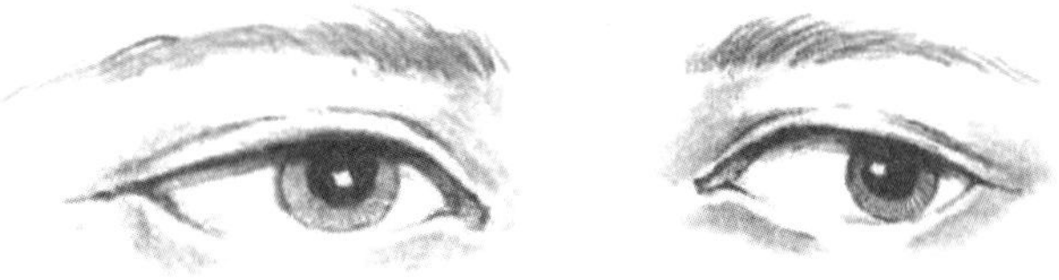

右眼黑眼珠的反光点居中，左眼黑眼珠的反光点靠内，可能为外斜视

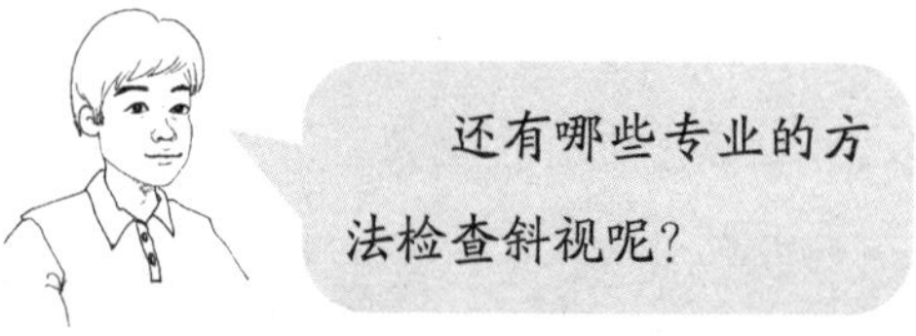

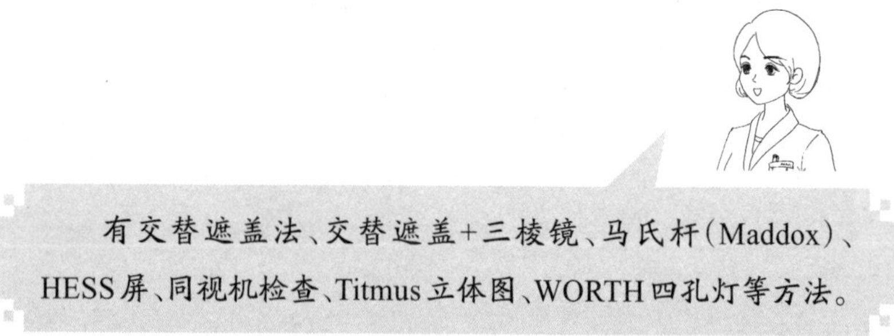

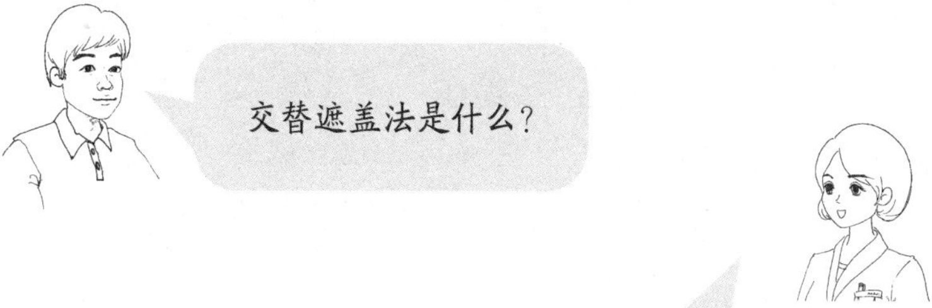

交替遮盖法的目的是发现包括显性斜视和隐性斜视在内的全部斜视。检查者通过交替遮盖患者的两眼,观察患者没有被遮盖的眼移动的情况。

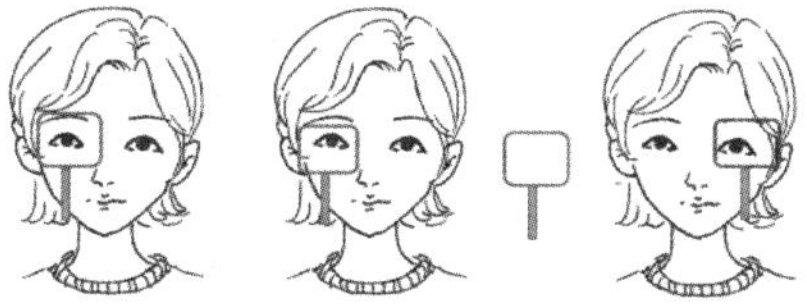

交替遮盖时,两眼都没有转动,说明没有斜视

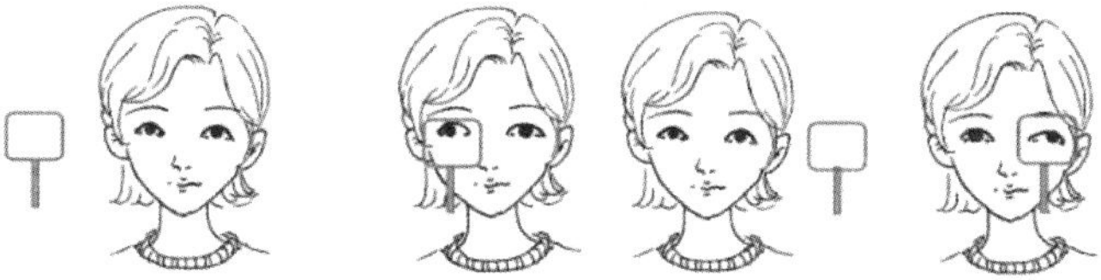

未遮盖时正位,交替遮盖时,去遮盖眼有从外向内的运动,为隐性外斜视

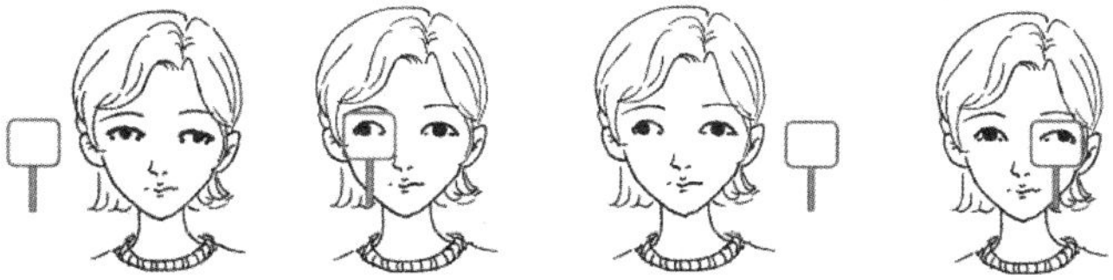

交替遮盖时,双眼均有从外向内的运动,为交替性显性外斜视

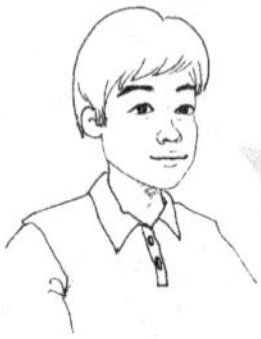

交替遮盖+三棱镜检查是什么？

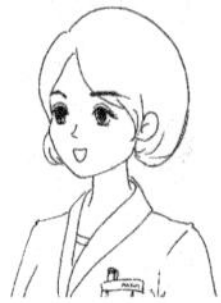

在交替遮盖方法的基础上，加上三棱镜就可以定量查出准确的斜视度数，这是医生判断患者斜视程度的重要指标。

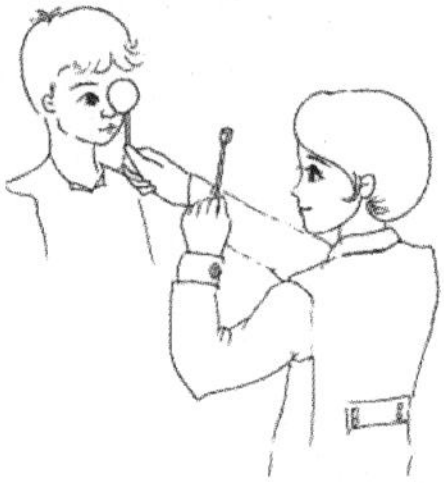

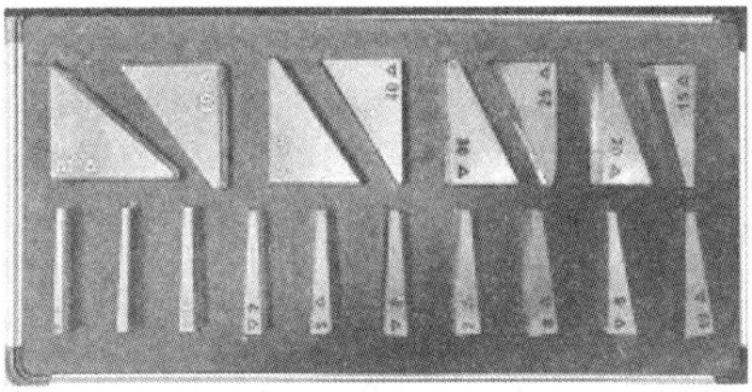

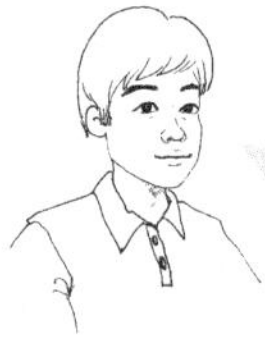

马氏杆检查是怎么进行的？

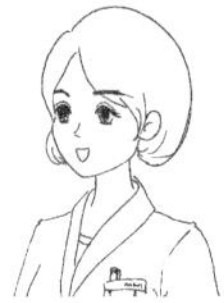

马氏杆

例如，水平斜视检查：①患者手持马氏杆，放在右眼前，右眼看线，左眼看灯；②指导患者，看卡片中心的灯；③患者应该能看到一条红色竖线；④问患者，如果竖线在灯的左边，则为隐性外斜视，如果竖线在灯的右边，则为隐性内斜视。

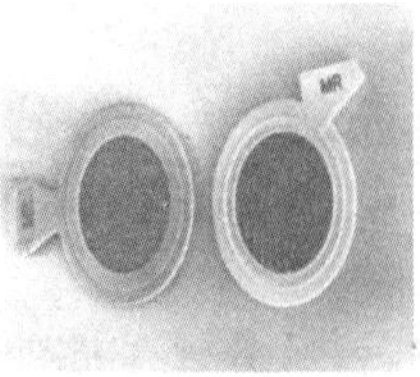

马氏杆

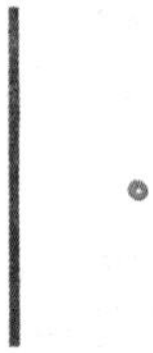

竖线在灯的左边

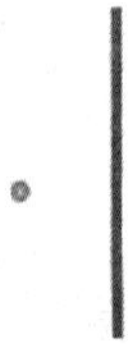

竖线在灯的右边

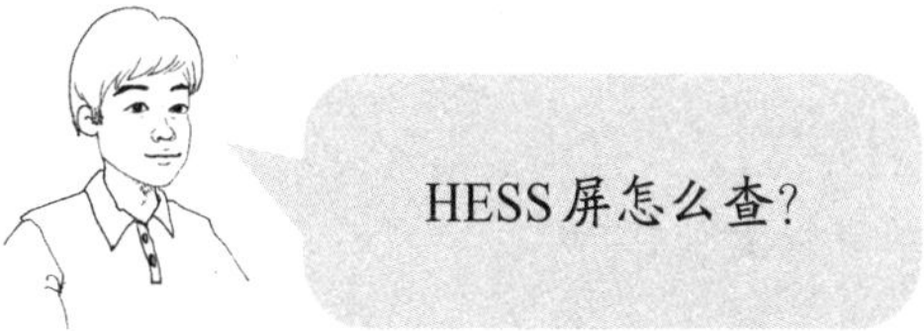

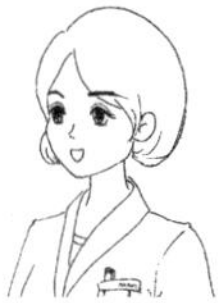

HESS屏这种方法可以定量检查斜视,检查出功能过强或过弱的眼外肌。具体检查方法为:

HESS屏上有9个红色灯光标记的图形,戴红色镜片眼只能看到红色灯光目标,而绿色指示灯或绿色指标棒只能由戴绿色眼镜的另一眼所看到。通过记录其所指的位置,可以辅助诊断斜视。

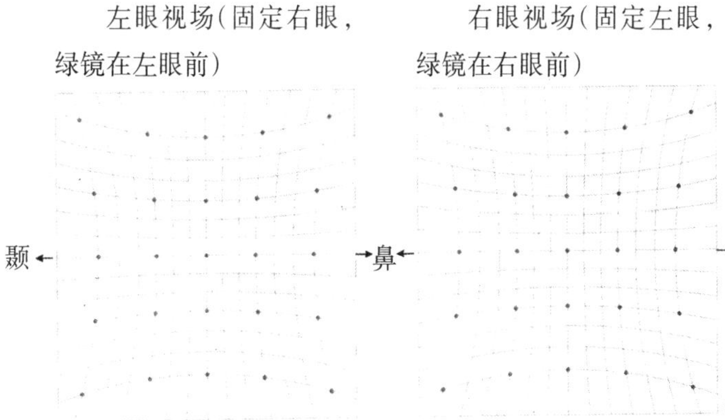

扫码见彩图1

HESS屏

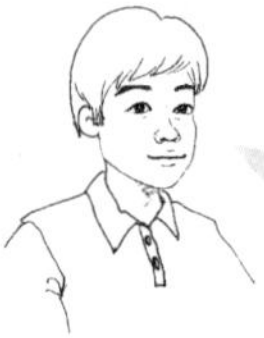

同视机如何检查呢?

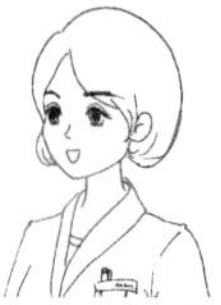

同视机检查的原理是利用两个镜筒将两眼的视野分开,左眼看左画片,右眼看右画片。如果有双眼视觉,便可以将分别来自双眼的物象合二为一,感觉为一个物体,如无双眼视觉,可以借助同视机面板的刻度了解患者的斜视度,也可以了解双眼视功能的情况。具体检查方式见下页的内容解释。

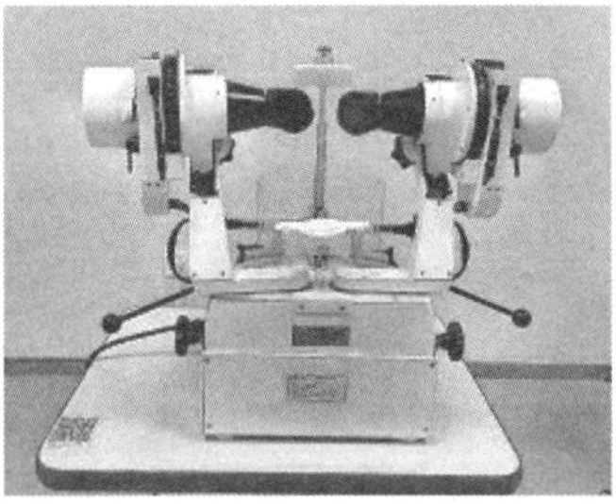

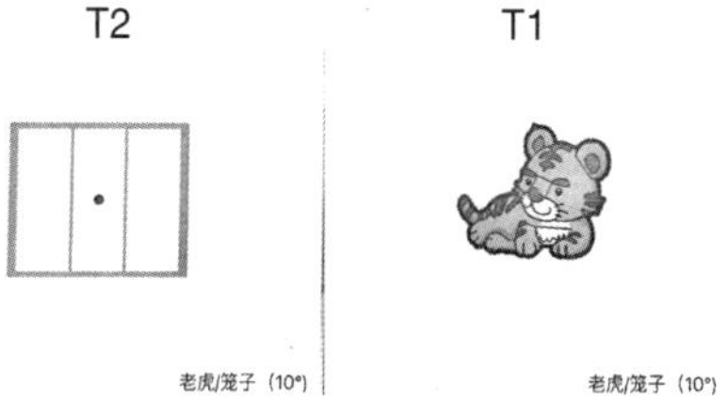

笼子与老虎分别代表左右两只眼。如果可以同时看到老虎位于笼子正中间，则没有斜视；若老虎不能完全进入笼子，或者老虎与笼子只能看到其中一个，则说明可能是斜视，或者患者没有同时视功能。

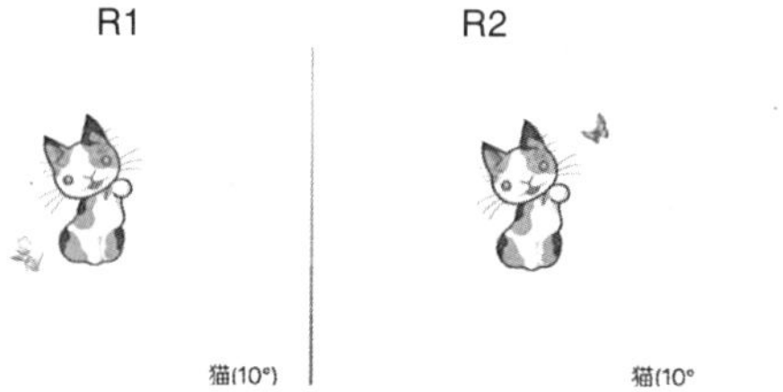

“猫和蝴蝶”与“猫和花朵”分别代表左右两只眼。如果可以同时看到猫、蝴蝶和花朵的存在，则有融合功能，可以用来检测双眼融合的范围。

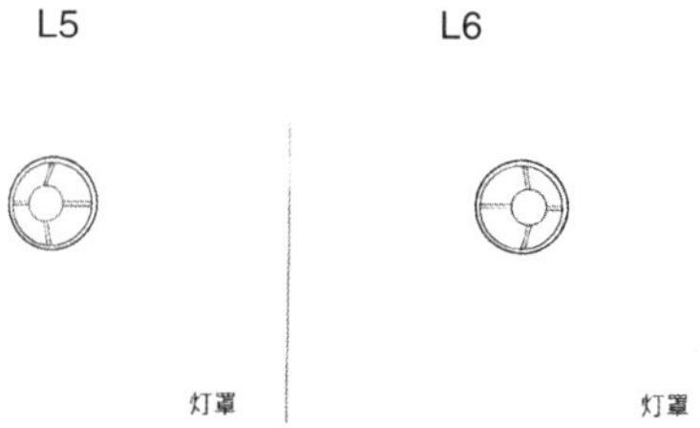

有远立体视者可以将灯罩看成三维立体的图像，可以感知到灯罩与自己的远近差距，而立体视差者则无法分辨灯罩的位置。

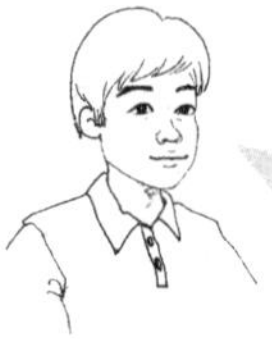

Titmus 立体图是什么？

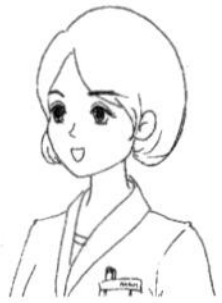

Titmus立体图

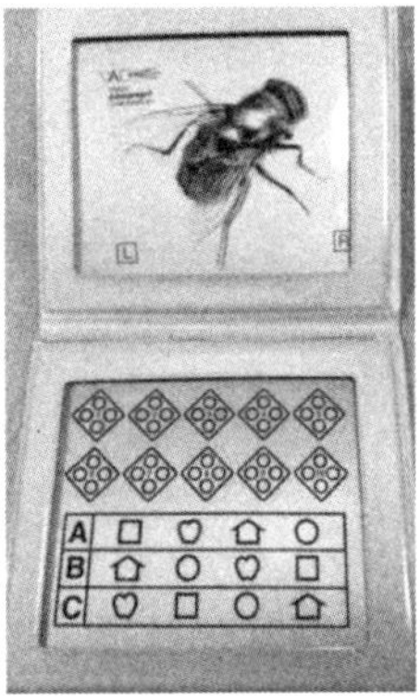

Titmus是一个皮面的册子，用来测试近立体视，其左页上方是环形图，左页下方是动物图，右页是一个苍蝇图。

这三种图对应了Titmus的三种检查方式。如果能看出苍蝇翅膀浮出纸面，就是具备立体视功能；如果看不出，则是立体盲。戴上偏振光立体眼镜后，有时，孩子会不由自主地去空中抓苍蝇的翅膀，这时提示他看到了。

动物图可以做粗略定量，让孩子指出来有立体感的小动物是哪个。ABC三组动物图分别代表了不同的立体视精细程度。

圆圈图可以做精细定量。Titmus上共有9个圆圈图，每个圆圈图对应的立体视精细程度不同。每个圆圈图由四个小圆圈构成，其中只有一个小圆圈是有立体感的。检查时，让孩子指出有立体感的圆圈。

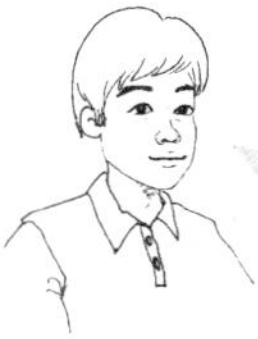

什么是WORTH四孔灯？

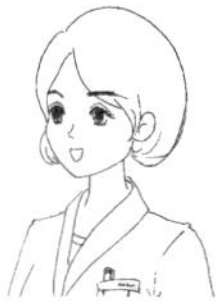

WORTH 四孔灯：①判断同时知觉（同时视）和融合功能是否存在；②判断有无抑制；③判断主导眼。

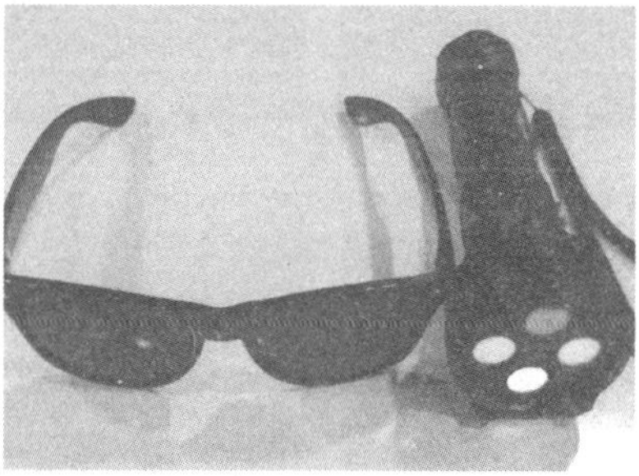

所有的四孔灯都是由四个图像点组成的，并且都是红、绿、白三色构成。

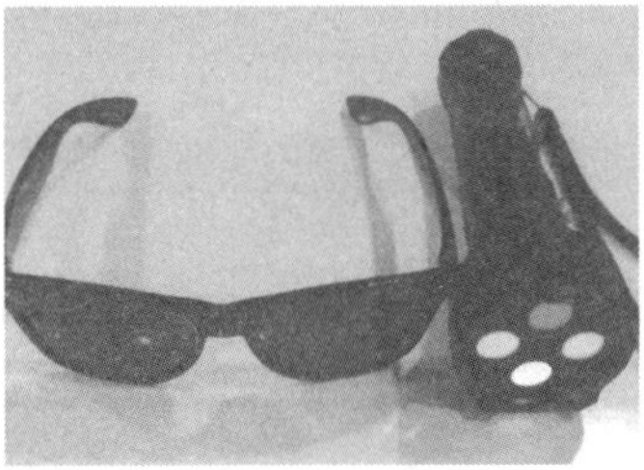

扫码见彩图2

在检查时，戴上色差镜后，左眼只能看到2绿、1白三个点。右眼只能看到1红、1白两个点。

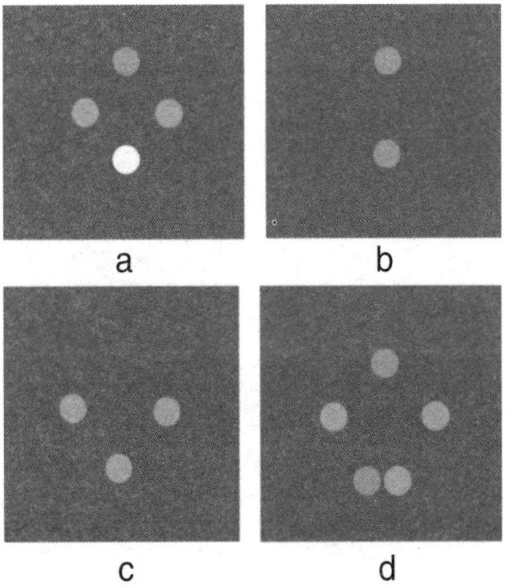

扫码见彩图3

a 同时看到1红、2绿三个点，证明被检查者有同时知觉能力和融合功能；

b 仅使用右眼，左眼抑制；

c 仅使用左眼，右眼抑制；

d 存在隐性斜视，融合功能差。

第四章

“斗鸡眼”——内斜视

常有家长带着“斗鸡眼”的孩子来门诊，但经过医生检查，发现有相当一部分孩子不是真正的内斜视，而是“假性内斜视”。通常，“斗鸡眼”为内斜视的俗称。

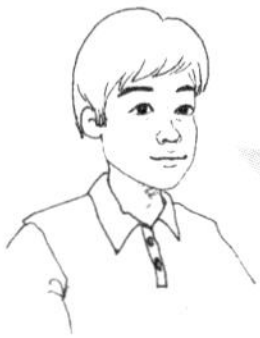

如何自查“真假内斜视”呢？

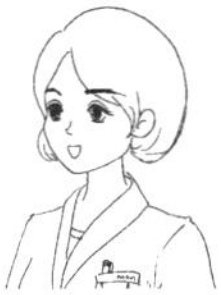

要点 1：假性内斜视——有部分看似“斗鸡眼”的年幼儿童不是真正的内斜视，而是由鼻梁宽、内眦赘皮等原因导致的一个假象。随着年龄增长，“斗鸡眼”外观会改善，若成年后仍存在，应该去整形科治疗。

要点 2：真真假假来鉴别——在正前方将一手电筒的光源射到鼻梁上，看黑眼球上的反光点，若反光点位于两个黑眼球的正中，表示是假性内斜视；若仅有一个反光点在中央，另外一个反光点跑偏了，那是真性内斜视。

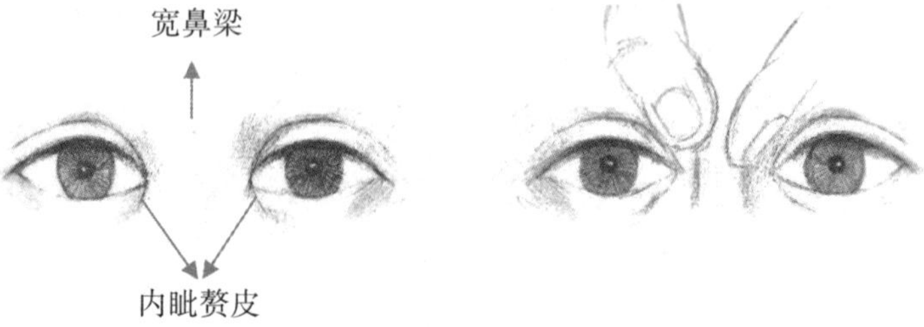

假性内斜视

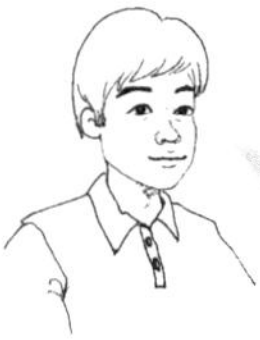

内斜视都是先天性的吗?

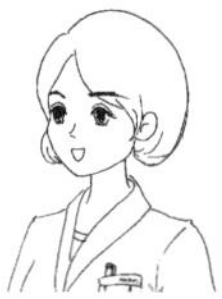

不是所有的内斜视都被称为先天性内斜视,医学上把出生后6个月以内发生的内斜视,叫先天性内斜视,也叫婴儿性内斜视。其特点是:出生后6个月内发病,斜视比较明显,斜视程度稳定,可能伴随下斜肌亢进、V形斜视、DVD、眼球震颤等。

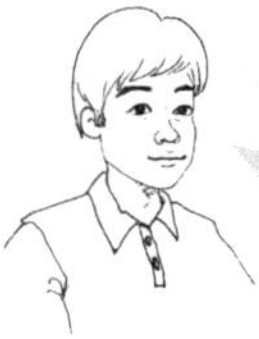

先天性内斜视什么时候手术?

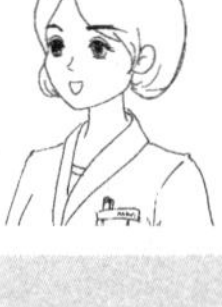

先天性内斜视的主要治疗方法以手术为主。手术时机选择在1.5~2岁比较合适。但是,如果单眼向内偏斜,则存在单眼弱视的可能性很大,应该先矫正单眼弱视,使双眼视力平衡后考虑手术。所以,手术时机的选择极为重要,家长应重视。

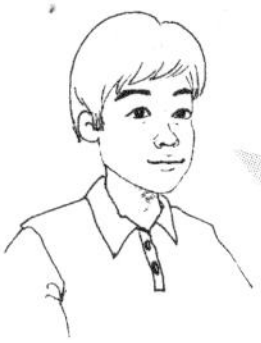

戴眼镜能治疗内斜视吗?

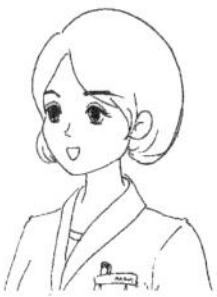

首先我们先来明确一下两个概念。调节性内斜视:眼睛存在屈光不正,尤其是高度的屈光不正,如高度远视或者高度散光,有可能引起眼位偏斜。对于这种情况,如果通过戴眼镜的方法,一部分孩子的斜视是可以被完全矫正的,那么这种内斜视叫作完全调节性内斜视;如果戴眼镜后内斜视度数变小,但不完全消失,那么这种斜视叫作部分调节性内斜视。下面是两种不同类型内斜视的戴眼镜效果图。

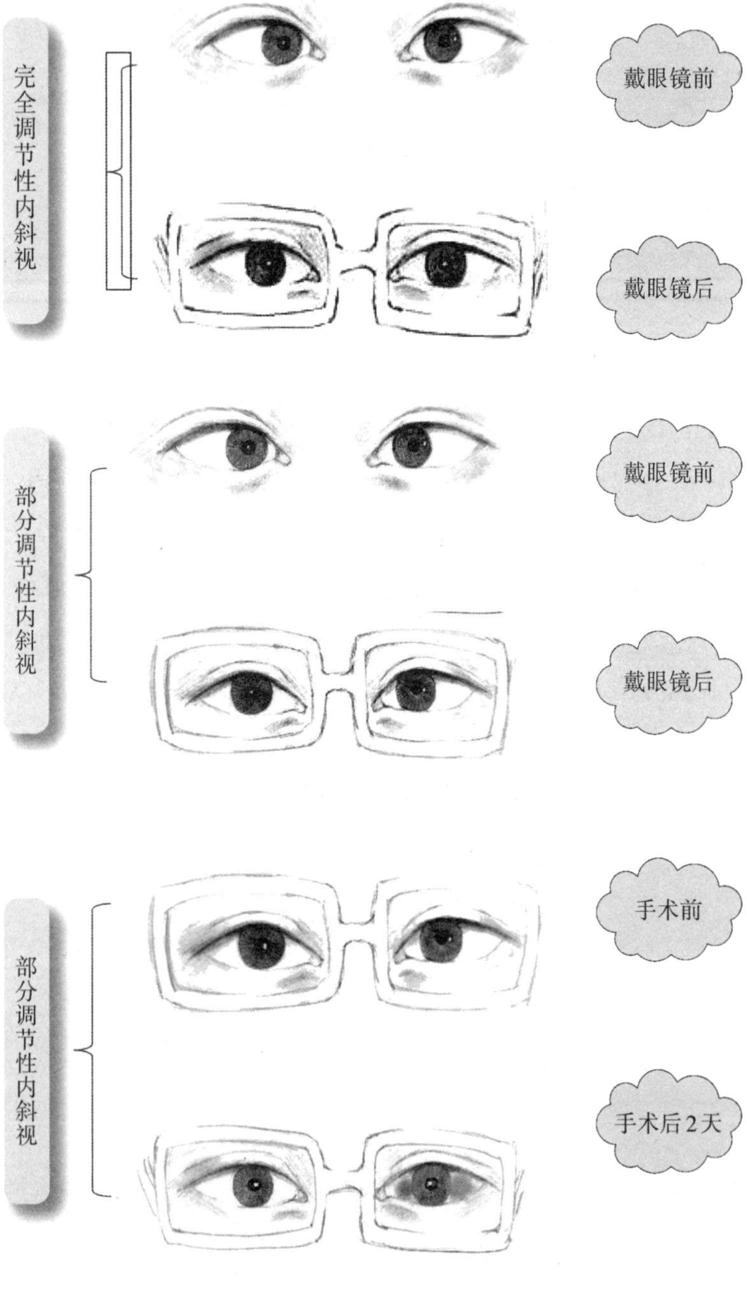
完全调节性内斜视
戴眼镜前
戴眼镜后
部分调节性内斜视
戴眼镜前
戴眼镜后
部分调节性内斜视
手术前
手术后2天

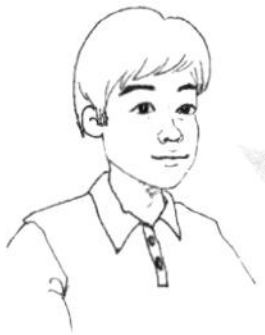

这两种斜视怎么治疗呢?

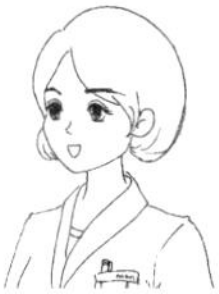

- 完全调节性内斜视:首先,如果高度屈光不正存在弱视,应在散瞳状态下给足度数配镜+遮盖(也就是日常生活中看到的海盗模式),然后每半年依据情况调整眼镜度数,直到弱视矫正,双眼视力平衡,仅戴眼镜即可,这种斜视不需要手术。
- 部分调节性内斜视:前期处理方式同完全调节性内斜视,只是需要戴眼镜≥6个月来复查,当弱视消失,斜视程度稳定后即可考虑手术。

所以,医生前期戴眼镜的治疗方式是正确的,但需要注意戴眼镜时应该全天戴眼镜!

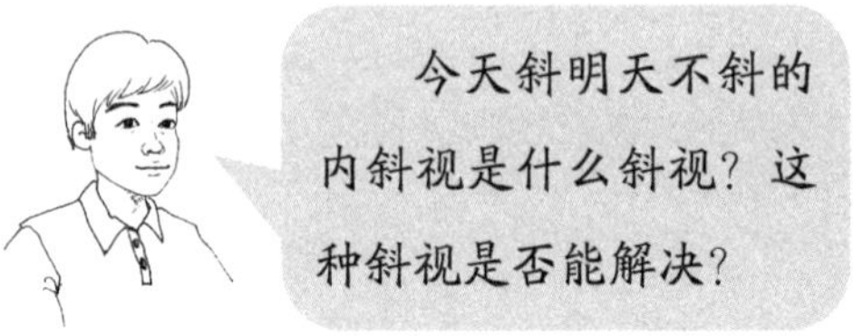

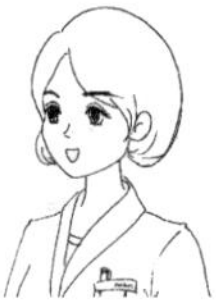

斜视的表现有一定的周期性，表现为斜视日斜视，非斜视日正位。

生活中会有类似于生物钟失调的表现。一般周期是 48 小时，有些是 72 小时或者 96 小时为一个周期。有报道显示，周期性变化在 1 个月到 1 年内消失并转化为恒定性内斜视。

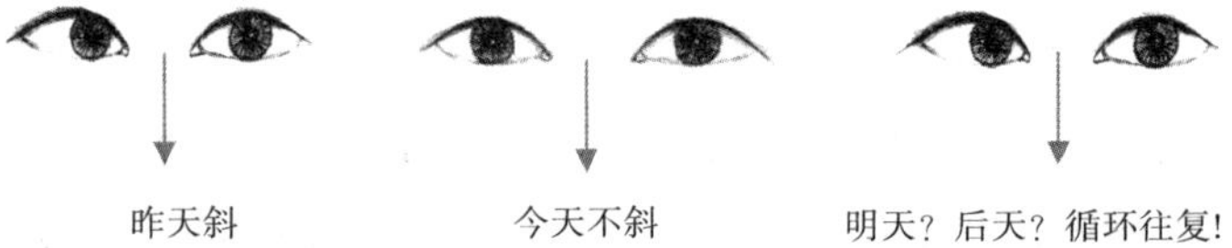

周期性内斜视要求患者术前来院的频率相对较高。医生需要在患者眼睛偏斜及眼睛不斜时分别进行专科检查，进而掌握眼睛的偏斜规律。观察一段时间，在斜视日的斜视程度稳定时，进行手术治疗。需要注意的是，此类斜视为非调节性，戴眼镜不能矫正斜视，应以手术治疗为主。这种斜视是常规手术方式可以解决的，所以不必担忧。

第五章

突然发生的内斜视

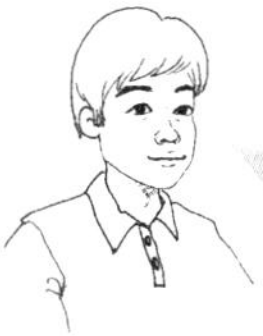

医生，我看东西突然重影，眼睛对眼了。看手机也会导致斜视？

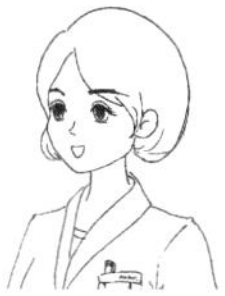

是啊，眼睛太疲劳是会导致斜视的哦！急性共同性内斜视是一种突然发生的内斜视，多见于年龄较大的儿童及成人。目前来说，过度看手机可能会导致此种斜视的发生。

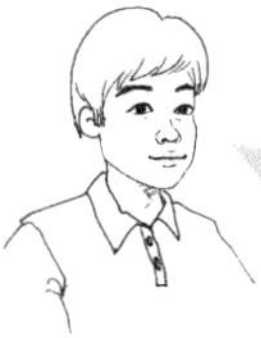

什么原因会导致突然发生内斜视呢？

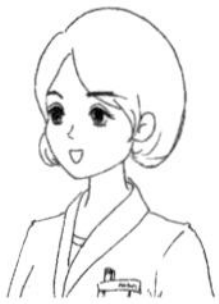

- 如果眼睛受伤或者手术后把一只眼遮盖起来，时间久了可能会突然发生内斜视。
- 如果看手机、玩电脑时间过长，眼睛为了看清楚近处的物体，长时间调焦，出现视觉功能的不平衡，时间久可能会突然出现内斜视。
- 身体或精神紧张的原因。

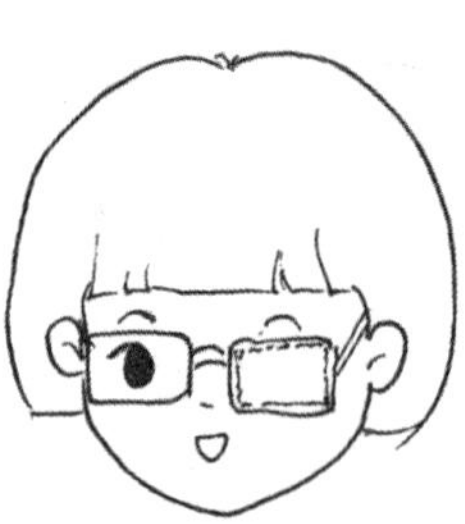

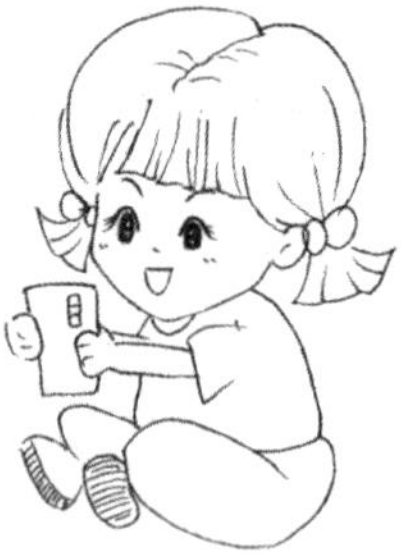

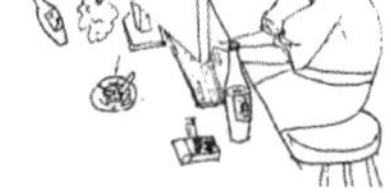

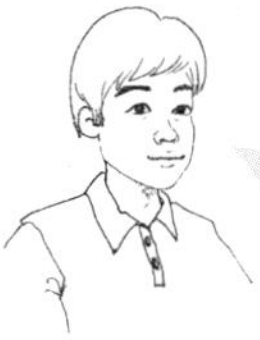

突然发生的内斜视有什么表现呢？

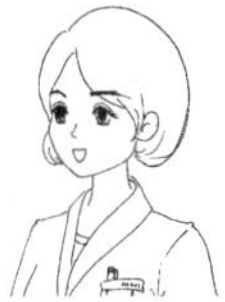

表现1：内斜视，也就是老百姓说的“斗鸡眼”“对眼”，就是两只眼睛在一个时间点不看同一个地方，如一只眼看正前方，一只眼看鼻子一侧。

表现2：复视，老百姓称“重影”，也就是将一个物体看成了两个物体。例如，把一个苹果看成了两个苹果，其中有一个是清楚的，一个是模糊的。

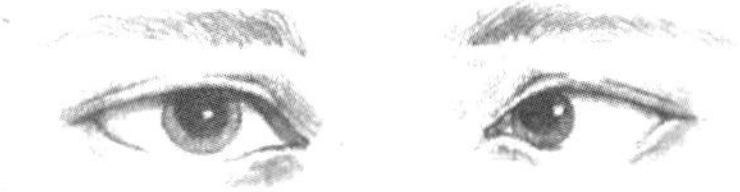

内斜视

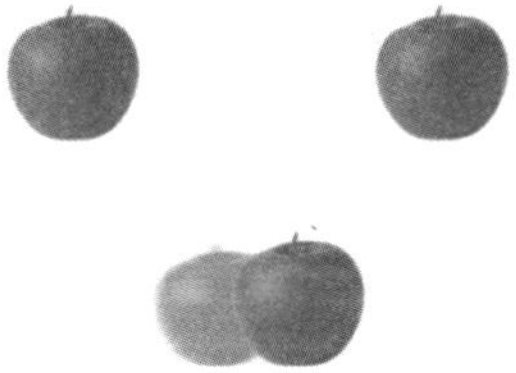

复视

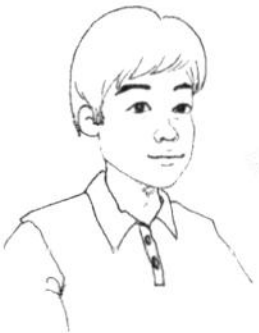

对于突然发生的内斜视，需要做什么检查呢？

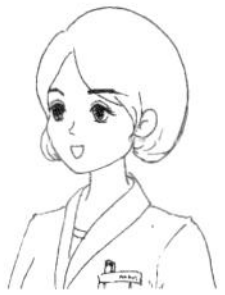

- 影像学检查：通过做脑部CT、磁共振等检查，使神经内科医生排除脑部疾病，因为脑部肿瘤也会导致出现重影和斜视。
- 排除全身其他系统的疾病，比如，高血压、糖尿病、内分泌疾病等。
- 斜视专科的检查：需要找斜视与小儿眼科专业医生检查。

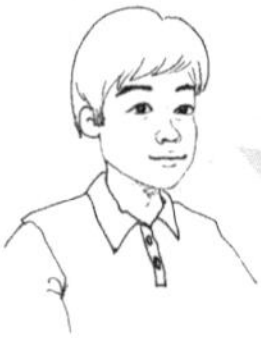

突然发生的内斜视怎样治疗？

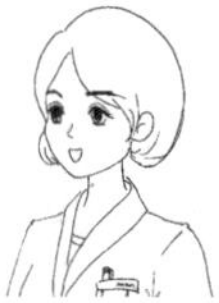

方法1：肉毒杆菌毒素注射治疗，适于内斜视及复视出现半年内的患者。

方法2：三棱镜治疗，就是把三棱镜膜贴在眼镜片上，这种方法可以消除重影。

方法3：如果内斜视的程度重，那么半年后可采取手术治疗。

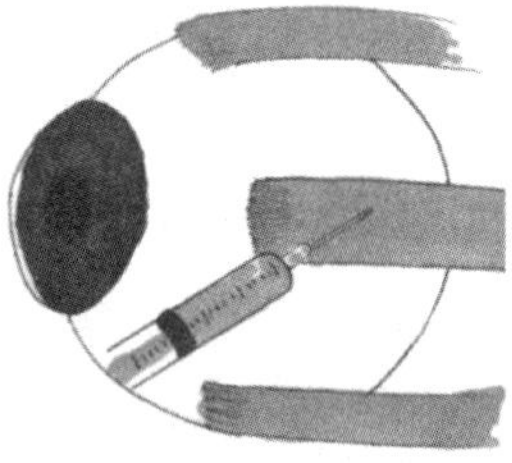

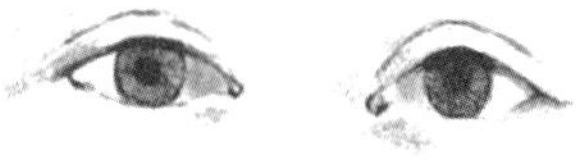

方法3，手术后结膜充血

方法1，将肉毒杆菌毒素注射到肌肉上

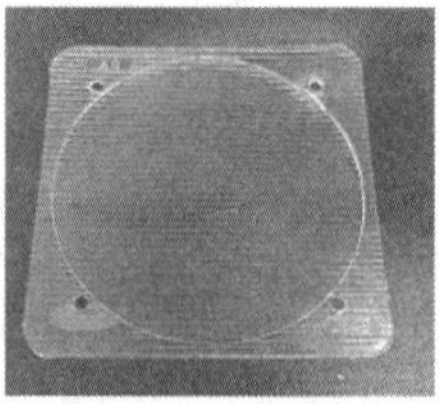

A

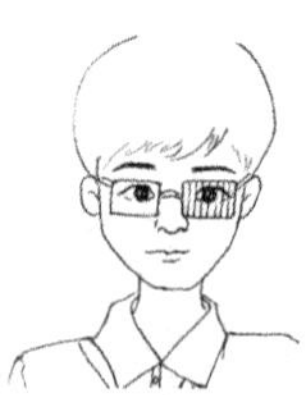

B

方法2，(A)用于贴三棱镜的膜。(B)贴好三棱镜的眼镜

第六章

高度近视引起的内斜视

高度近视会引起视物不清、各种眼底并发症等，殊不知，有一种特殊的、罕见的斜视，也是继发于高度近视。

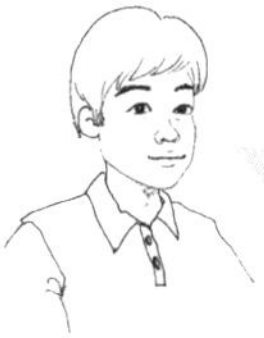

什么是"高度近视限制性内斜视"？

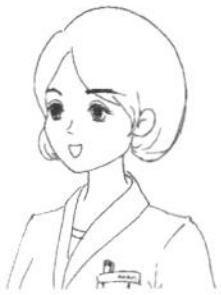

多发生于高度近视眼，由于其近视度数超高，导致患者视力很差，患者眼睛不能很好地注视物体，逐渐出现黑眼珠向鼻下方偏斜。随着年龄增大，眼球偏斜也越来越明显，最终黑眼珠全部或大部分被遮盖住，正前方只露白眼珠或少许黑眼珠，形成固定性内斜视。

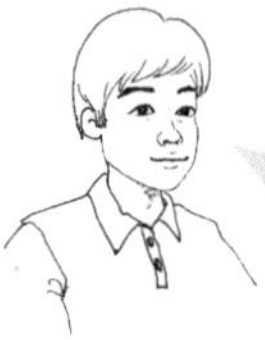

这种疾病的表现是什么呢？

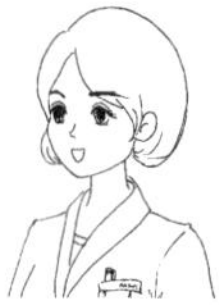

这类疾病患者，常伴有1000度以上的超高度近视，以内斜视多见，外斜视、上斜视、下斜视罕见。

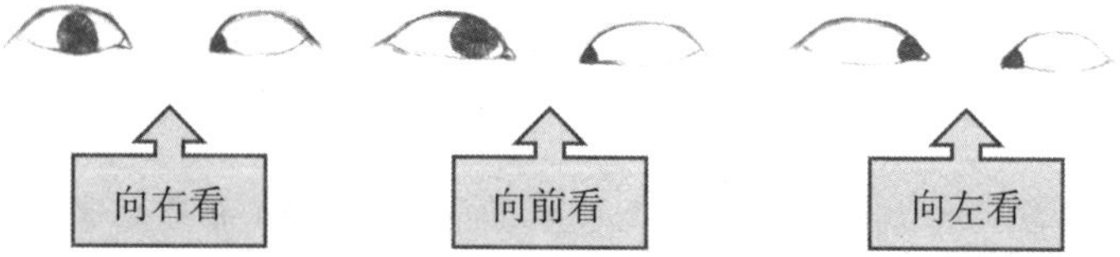

向前看：左眼黑眼珠向鼻下方严重偏斜，右眼黑眼珠轻度向内斜。

向右看：右眼不能完全外转到外侧。

向左看：左眼黑眼珠完全不能外转。

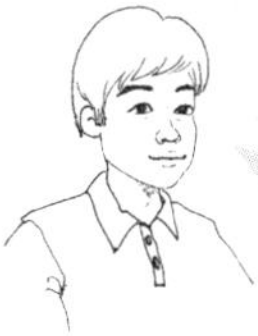

对于这种斜视，在医院需要做哪些检查呢？

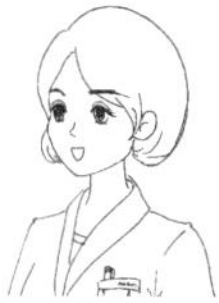

我们结合患者内斜度数较大，眼球固定不能向其他方向转动，并且曾经有高度近视病史等情况，同时结合辅助检查：①三棱镜检查斜视度数；②眼眶CT可观察到眼睛肌肉位置的异常；③眼部B超。

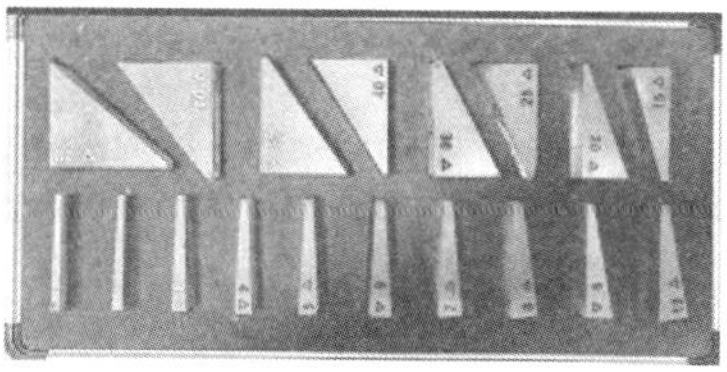

三棱镜

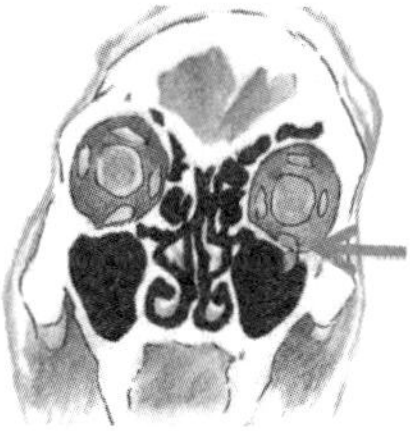

眼眶CT：肌肉嵌顿

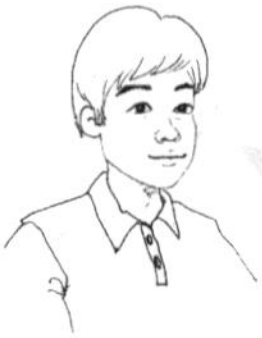

这种疾病该怎么治疗呢？

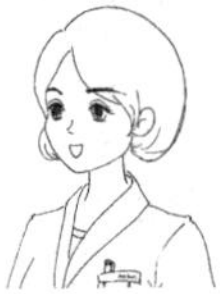

以手术治疗为主，通过手术将眼球复位到正常的位置。但因为该手术难度较高，为提高患者配合度，建议在全身麻醉下进行。

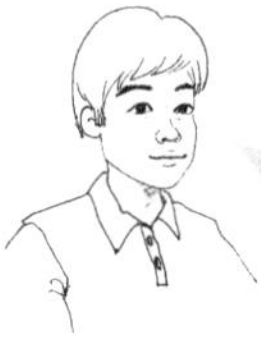

这种疾病的手术效果好么？

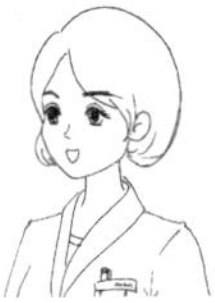

- 术前：左眼黑眼珠向鼻下方极度偏斜，且左眼球被限制，不能外转。
- 术后：左眼黑眼珠基本正位，但外转仍受限。
- 术后，患者近期会因眼球复位而可能出现头晕目眩、视物有重影，该不适症状一周左右改善。

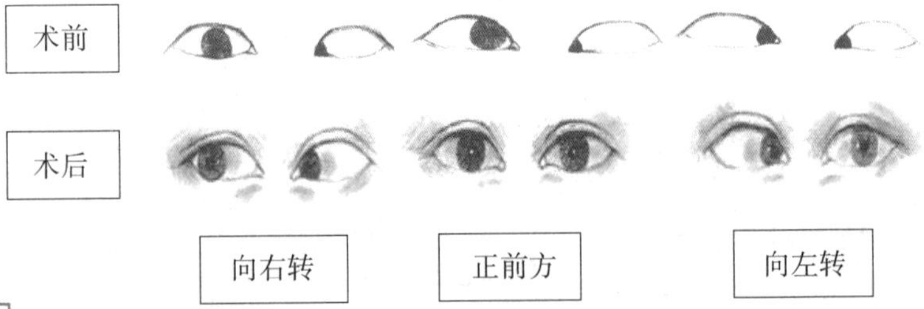

第七章

“眼睛往外跑的斜视”——外斜视

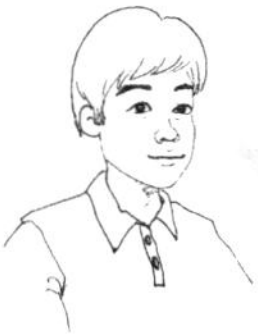

这是外斜视吗?

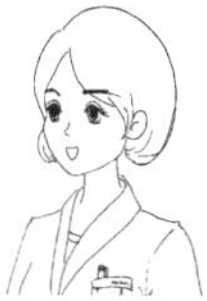

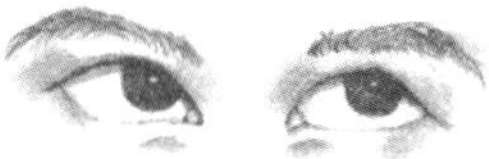

这样并不是外斜视哦！外斜视其实是一只眼向正前方看时，另一只眼向外偏斜，而不是两只眼同时向外看。

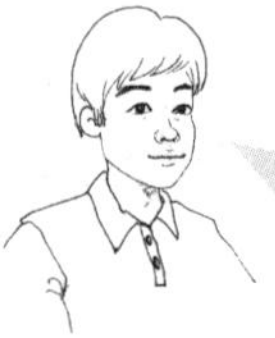

外斜视有哪些类型呢？

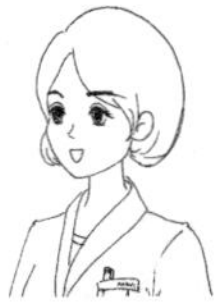

外斜视的常见类型有隐性外斜视、间歇性外斜视、恒定性外斜视、先天性外斜视、麻痹性外斜视。每种外斜视的特点都不同。

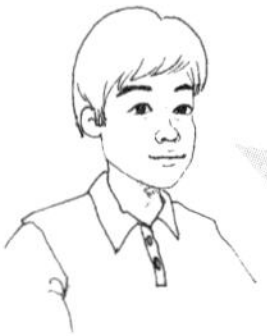

隐性外斜视有什么表现？

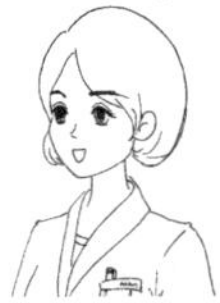

隐性外斜视：这种斜视从外观看一切正常。这种隐藏起来的斜视，在正常人群中的发病率为60%~80%，一般无须特殊治疗。当眼睛出现视疲劳症状时，也可以通过训练眼睛的汇聚能力进行改善。

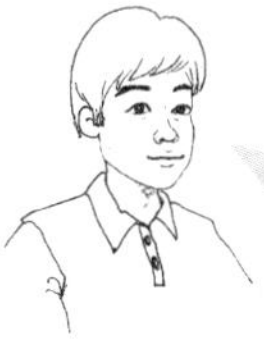

间歇性外斜视有什么特点?

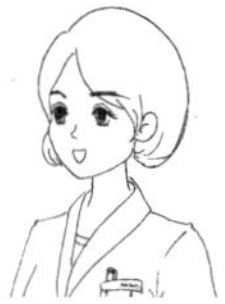

间歇性外斜视:一般外观无斜视的表现,在看远或走神时出现外斜,常有阳光下眯一只眼的表现,随发病时间延长,外斜视的出现频率会增加,斜视度会逐渐变大。间歇性外斜视有时为正位,有时右眼外斜视,有时左眼外斜视。

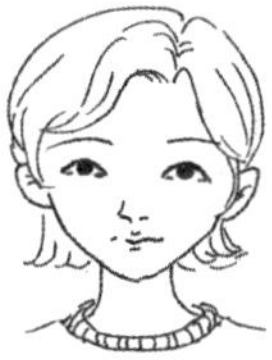

正位

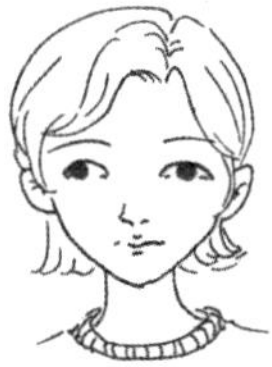

右眼外斜视

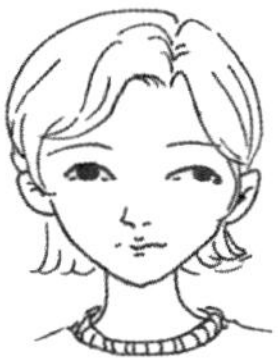

左眼外斜视

在阳光下,间歇性外斜视患者常常不自觉地闭上一只眼。间歇性外斜视患者的汇聚能力差,不像正常人那样会“对眼”。很多患者反映,自己不会“对眼”。

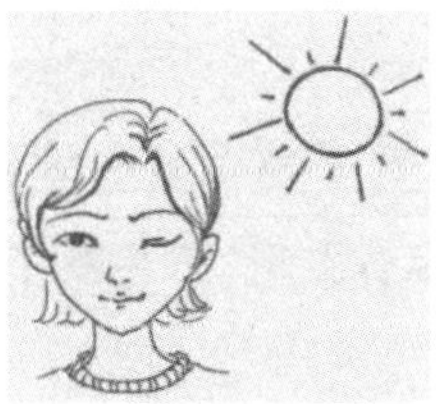

患者闭一只眼

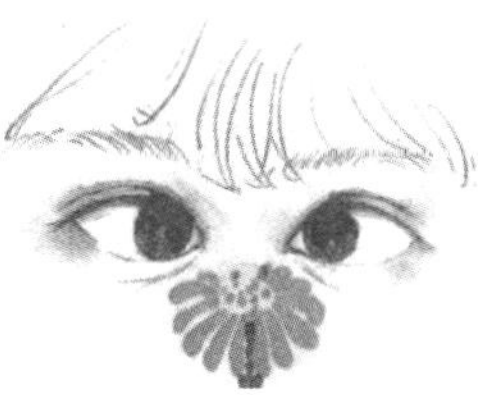

正常眼,可对眼

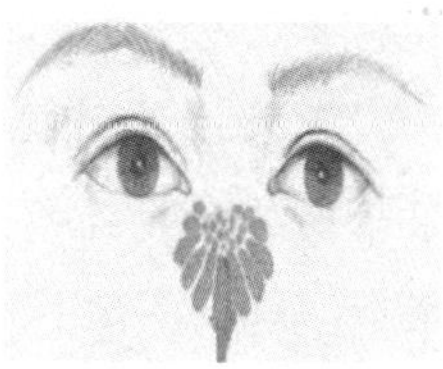

异常眼,不能对眼

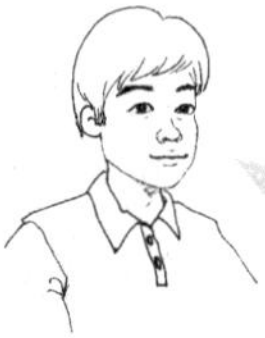

恒定性外斜视有什么表现?

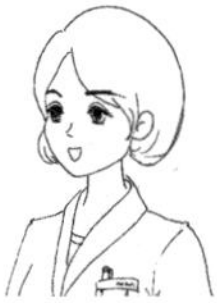

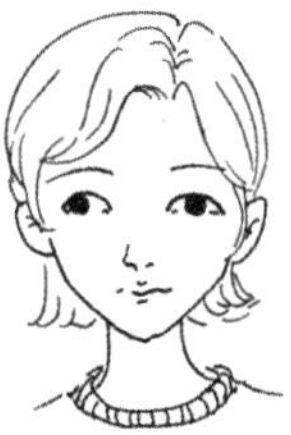

恒定性外斜视:左图为右眼恒定性外斜视,其容易导致视力下降,甚至严重的弱视。因此,需要尽早开始治疗。

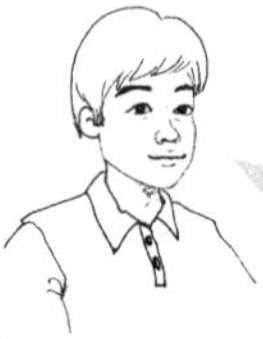

什么是先天性外斜视呢?

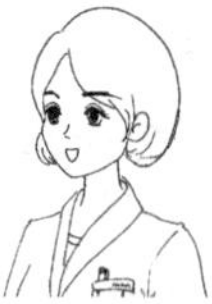

先天性外斜视:出生1年内发生,一般有家族遗传因素,眼睛向外偏斜的角度一般很大,家长比较容易发现,需要尽早治疗。

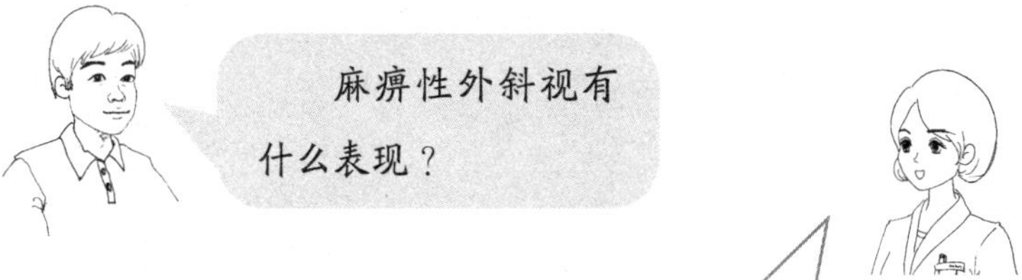

麻痹性外斜视：控制眼睛内聚和“睁眼”的神经异常，导致眼睛无法向各个方向自如转动，眼皮还会睁不开。麻痹性外斜视患者还可能“视物成双”，并且常常有呕吐、头痛等全身的异常表现。斜视反映的不仅仅是眼睛的疾病哦，需要去神经科等科室就诊。

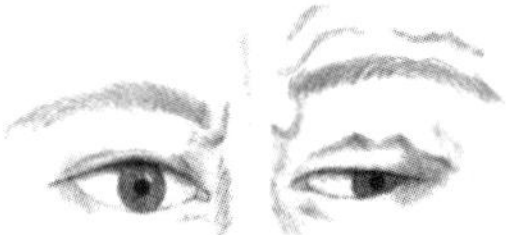

眼皮睁不开

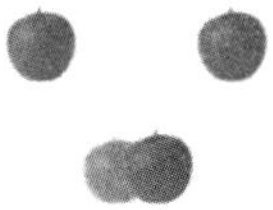

“视物成双”

斜视的常见治疗方法有手术治疗、训练、压贴三棱镜等。

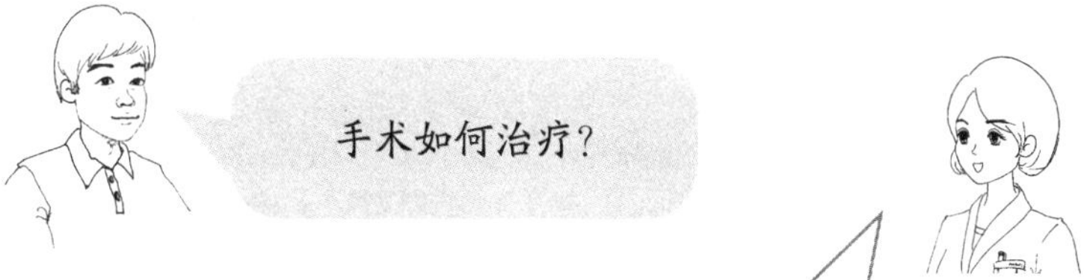

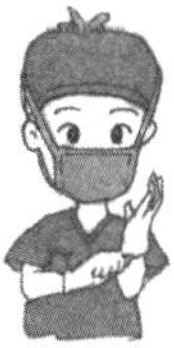

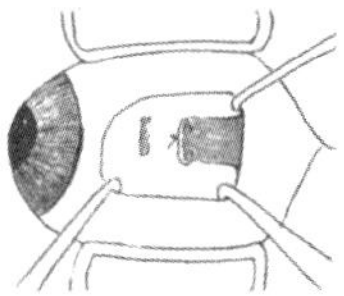

手术治疗是通过调整眼外肌的强度与附着点的位置，使眼睛的位置趋于正常。

效果：通过手术，绝大多数患者在外观上可以获得满意的效果，如果及时治疗，还有机会恢复立体视觉。

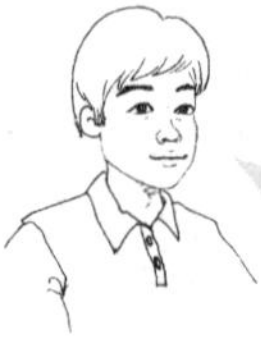

如何训练呢？

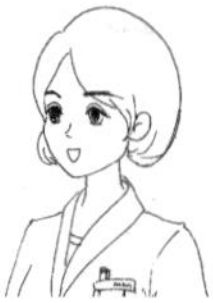

训练是通过戴眼镜或者视功能训练，如3D或4D电脑训练的方法增加两只眼睛的配合和融像能力，从而可以将外斜视眼睛控制正常。

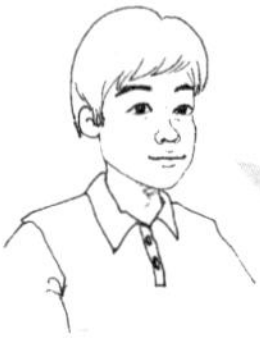

三棱镜又如何使用？

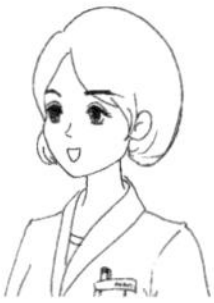

对于一些小度数的外斜视患者，也可以通过佩戴三棱镜进行矫正。

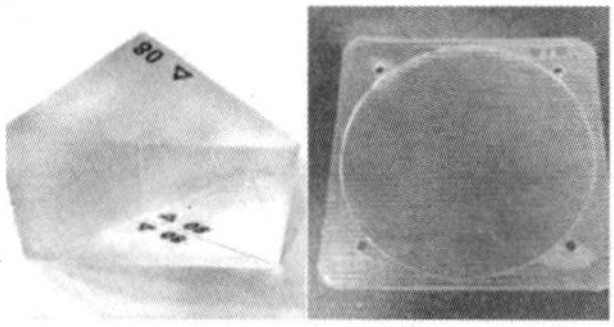

三棱镜

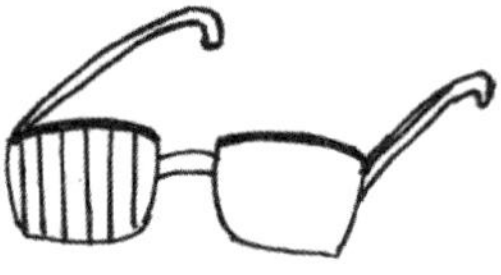

三棱镜压贴于眼镜

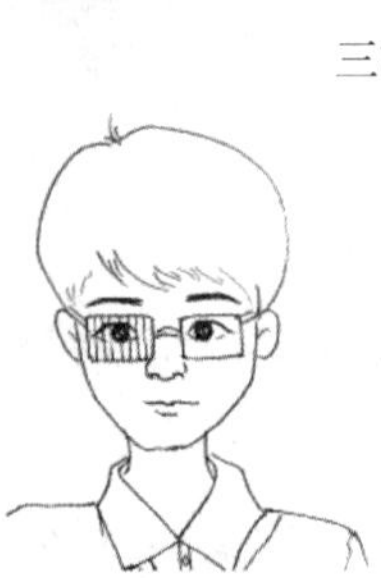

佩戴三棱镜

温馨提示

在临床中，只有小部分的外斜视可以通过非手术疗法得到控制，而大部分的外斜视需要通过手术来矫正。斜视种类繁多，究竟哪些需要手术，如何选择时机，还是要听取专业医生的意见。

第八章

外观像“A”字母和“V”字母的斜视——“A-V”型斜视

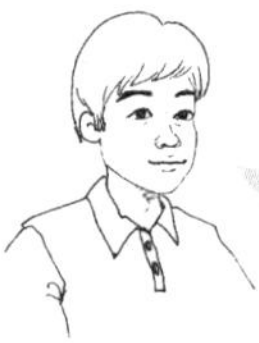

医生，我的孩子平时总爱低头，看人的时候总喜欢收下颌，这是脖子发育有问题么？

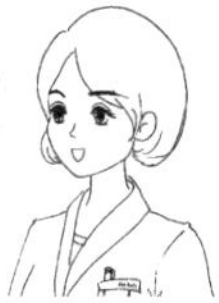

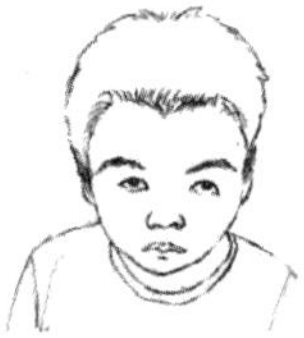

孩子看物体时总喜欢低着头，这种情况可能是颈椎发育问题，也可能是眼睛出现了斜视问题。

如果孩子不仅经常性地斜着眼看物体，而且还伴头高高抬起或一直低头，并经常出现眨眼、揉眼等表现，家长要警惕：孩子的眼睛很可能是出现了“A-V”型这种特殊的斜视。

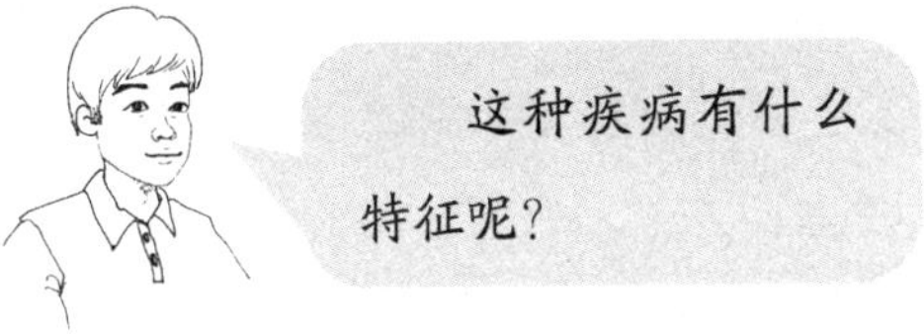

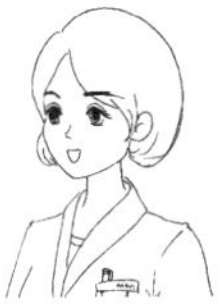

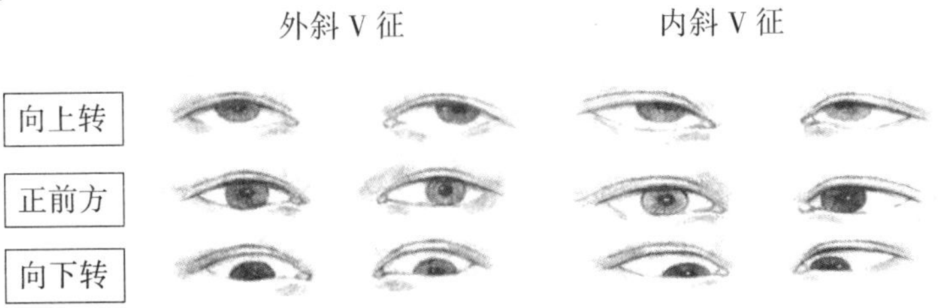

在斜视中，15%~25%的患者同时合并向上和向下看物体时斜视角度不一致，类似“A”或“V”这种字母的形状。

外斜V征：表现为向下看时黑眼珠内聚明显，外斜减小，向上看时外斜增加，伴看物体时一直抬头。

内斜V征：表现为向下看时黑眼珠内聚明显，内斜增加，向上看时内斜减小，伴看物体时一直低头。

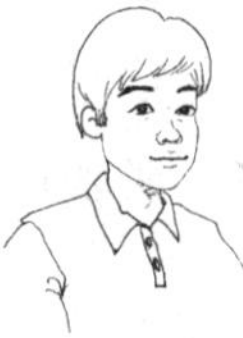

这么特殊的斜视，
需要做哪些检查呢？

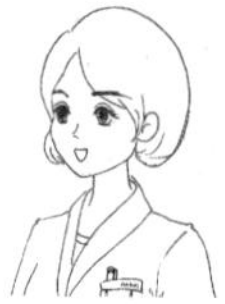

检查“3 步曲”

家长若发现患儿有类似的斜视问题，一定要去正规的眼科医院行全面的检查，检查 3 步曲：

第 1 步，患儿的一般情况：检查视力、外眼情况、屈光度数、眼底情况等。

第 2 步，斜视专科检查：角膜映光法、三棱镜检查（患儿正前方、向上转、向下转时的斜视度，融合及立体功能等），以及常规眼肌检查等。

第 3 步，“A-V ”征中的特殊检查：若患儿有屈光不正，检查时应戴矫正眼镜；观察患儿有无歪头、抬颈等表现。

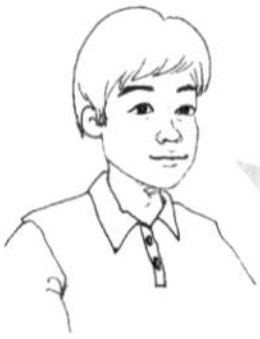

我的孩子得了这种
斜视，应该怎样治疗呢？

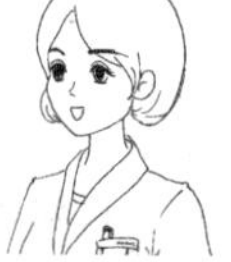

家长如果发现患儿有类似情况，请不要焦虑。首先，对于合并弱视者，应先治疗弱视，使双眼视力平衡或相近时方可手术；其次，对于合并屈光不正者，如果检查患儿合并有视疲劳等调节因素，首先应给予戴眼镜矫正；最后，对于合并眼外肌功能过强又有明显歪头的患儿，除戴眼镜外，应及早行眼睛肌肉的减弱术，可矫正斜视，还可改善异常歪头。

第九章

“和全身疾病相关的斜视”——麻痹性斜视

在门诊中，经常有家长主诉孩子歪着头、斜着眼看物体，还有些老人突然出现看东西重影、上下楼梯困难，这些和斜视有关吗？

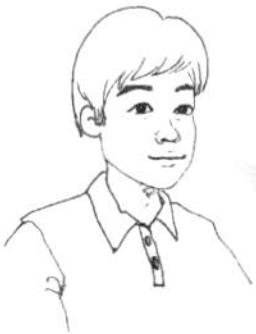

歪头看物体是斜视吗？

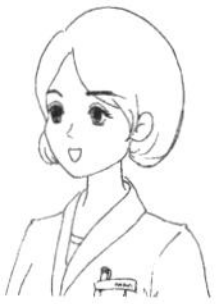

大多数的歪头视物是和斜视有关的，所以我们应该首先排查眼睛有没有斜视的问题，最常见的是麻痹性斜视引起的歪头看物体。

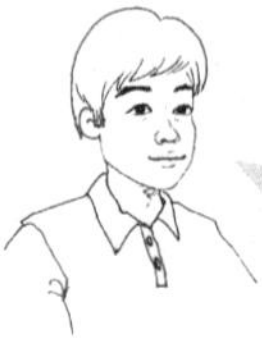

什么是麻痹性斜视？

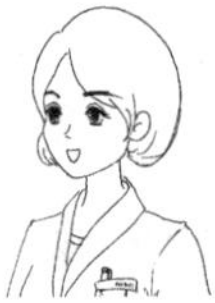

麻痹性斜视是指眼外肌和支配眼外肌的脑神经、神经核、核间、核上性等病变，导致眼球运动受限的一类斜视。

由于眼外肌部分或完全麻痹而引起眼睛运动不平衡，眼睛向某个方向不能转动或者转动不到位，主要表现为双眼不能同时看向前方，或者一只眼看向前方时另一只眼出现偏斜。

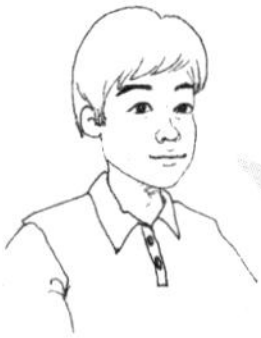

麻痹性斜视有什么表现呢？

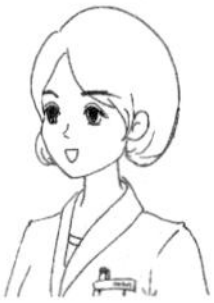

- 患者会表现为内斜、外斜或高低斜视。
- 患者有可能出现向某些方向不能转动或转不到位。
- 后天出现的麻痹性斜视有一个非常明显的现象就是看物体重影。
- 患者还会有看物体歪着头或看物体脸偏向一侧的现象。

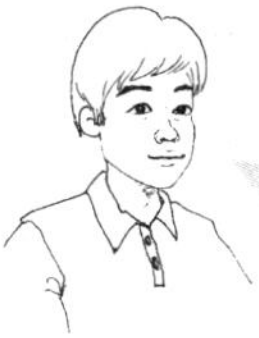

我们常见的麻痹性斜视有哪些?

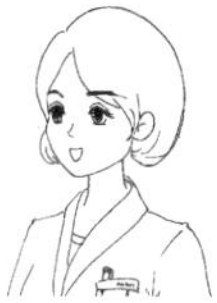

我们常见的麻痹性斜视有：

- 滑车神经麻痹（上斜肌麻痹）。
- 展神经麻痹（外直肌麻痹）。
- 动眼神经麻痹（除外直肌和上斜肌外的其他肌肉的麻痹）。

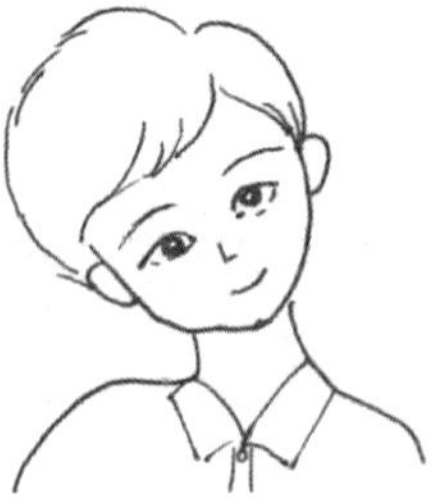

滑车神经麻痹，也称上斜肌麻痹，是最常见的一类麻痹性斜视，是支配眼球运动的上斜肌麻痹。患者往往歪头看物体或看物体时上下重影。有的患者外观可表现为“翻白眼”。

右眼　　左眼

展神经麻痹是支配眼球运动的外直肌麻痹。患者看物体时往往脸转向一侧，斜着看或看物体时左右重影。患者外观可表现为“斗鸡眼”，且眼睛不能向外转动，如左图右眼。

右眼　　左眼

患病的右眼睁不开

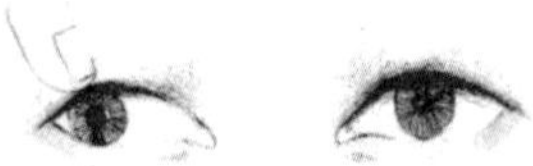

右眼　　左眼

右眼向外下偏斜，并且不能转动

动眼神经麻痹是支配眼球运动的内直肌、上直肌、下直肌、下斜肌的麻痹，还包括支配上抬眼皮的提上睑肌的麻痹。患病的右眼睁不开，扒开眼皮，可见右眼向外下偏斜，且不能转动。

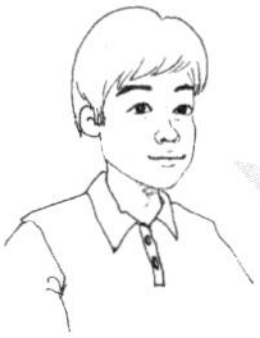

突然看物体重影，应该怎么办？

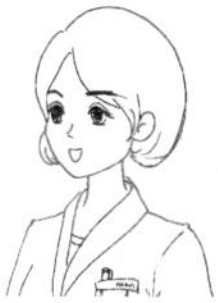

如果突然看物体有重影，要怀疑麻痹性斜视的可能，一定要及时到眼科医院就诊，尤其是老年人突然出现的重影。除眼科专科检查外，一定要排查颅脑疾病及糖尿病等，及时进行头颅磁共振及血压、血糖的检测。

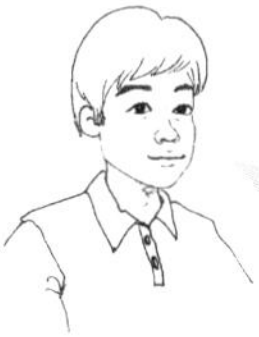

麻痹性斜视一般怎么治疗？

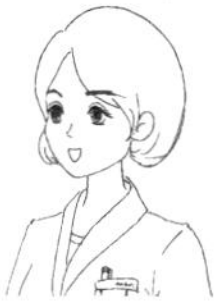

- 积极寻找原发病，以治疗原发病为主，同时给予神经、营养支持治疗。
- 患病早期可眼睛局部给予肉毒素注射以矫正斜视和改善重影。
- 对于复视严重的患者，可包盖一眼，缓解重影现象。
- 对于小度数的斜视，可以通过三棱镜矫正斜视和复视。
- 对于患病半年以上、斜视度较大的患者，可行斜视矫正手术，以改善外观和复视症状。

温馨提示

麻痹性斜视多由全身疾病引起，最常见的病因有内分泌异常、代谢异常、中毒、重症肌无力、颅内肿瘤、外伤、血管性病变、脑膜炎、脑炎等。

如果突然出现看物体重影、歪头看物体，或者眼睛转动有问题，那么要高度怀疑麻痹性斜视的可能性。考虑以上可能的病因，尽早进行全身疾病的筛查，找到病因，对症治疗，做到早发现、早诊断、早治疗，才能避免一些严重的并发症，使疾病得到早日康复。

第十章

翻白眼也是斜视？

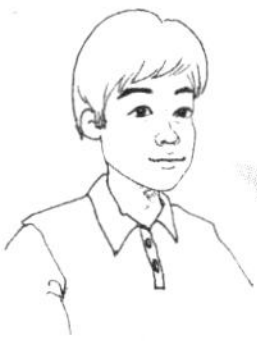

翻白眼也是斜视吗？

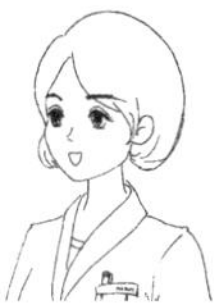

翻白眼就是我们说的“DVD”，眼科学上的“DVD”不是生活中的光碟哦！它是一种特殊的斜视，全称为分离性垂直偏斜（简称“DVD”），主要表现为双眼交替向上飘，两眼运动呈分离状态。

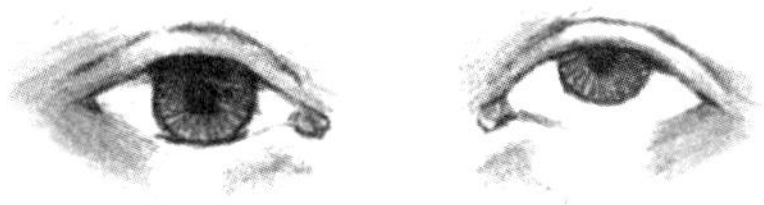

右眼看正前方时，
左眼翻白眼

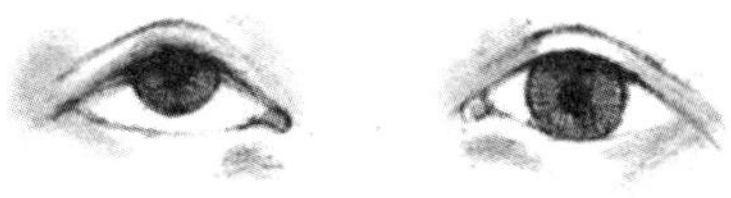

左眼看正前方时，
右眼翻白眼

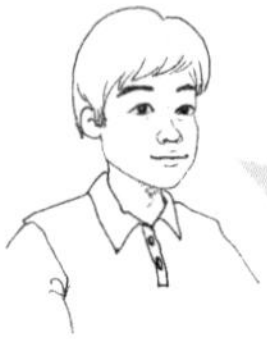

发现翻白眼需要做什么检查呢？

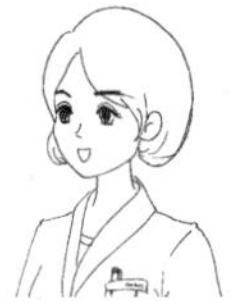

因为“DVD”其实是一种斜视的类型，所以需要做眼科常规检查，如视力检查、裂隙灯检查、电脑验光等，以及斜视专业特殊的检查，如三棱镜检查或同视机检查，以评估是否需要手术治疗。

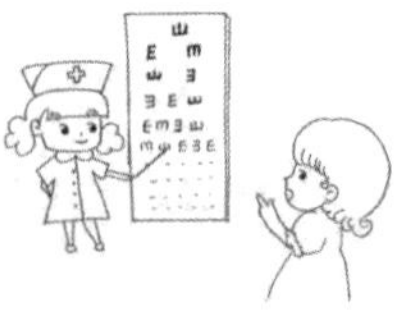

视力检查

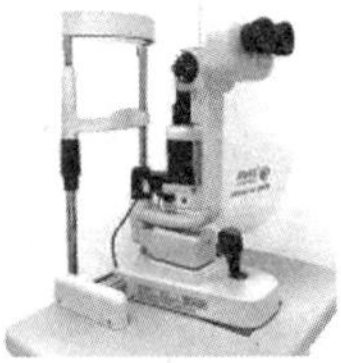

裂隙灯检查

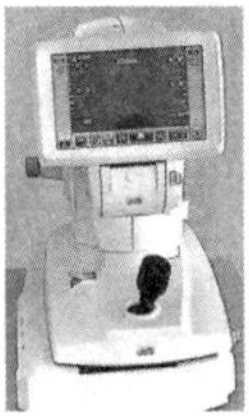

电脑验光

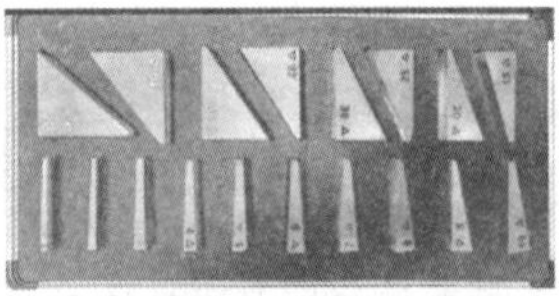

三棱镜检查斜视的度数

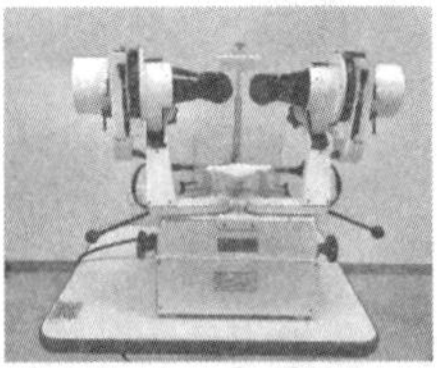

同视机检查双眼视功能的情况

第十一章

“大小眼”也是斜视？

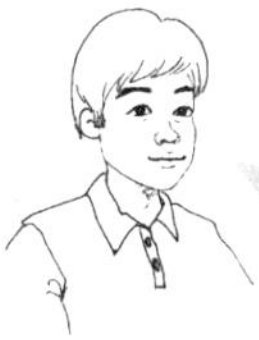

“大小眼”也是斜视吗？

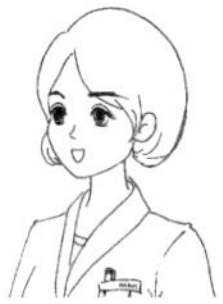

眼球后退综合征是一种特殊类型的斜视，表现为向鼻子看时眼睛变小，向耳朵方向看时眼睛变大。在日常生活中，如果发现有眼睛一大一小的问题，需要找专业眼科医生进行检查。

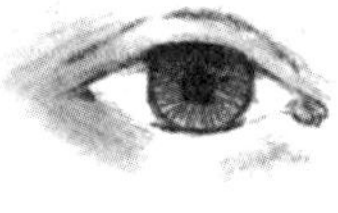

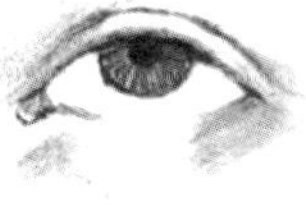

左眼内转，眼睛变小

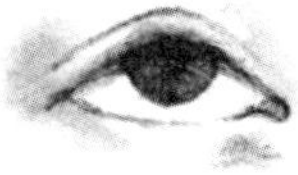

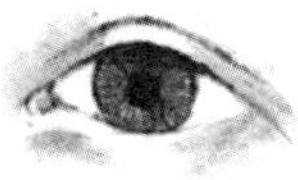

左眼外转，眼睛变大

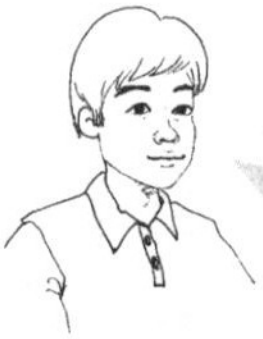

眼球后退综合征怎样治疗？

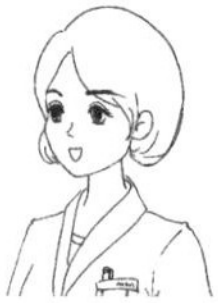

眼球后退综合征又称Duane综合征，其治疗原则是看正前方有无明显斜视、是否有歪头，如无以上表现则无特殊治疗；对于有明显歪头和看正前方有斜视的患者，可手术治疗。手术治疗仅限于改善斜视和歪头，使其主要视野获得双眼单视，一般对恢复眼球运动无帮助。

第十二章

“孩子笑起来比哭还难看是斜视吗?”

——Möbius综合征

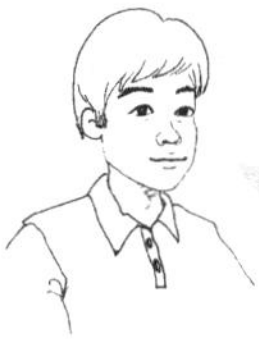

笑起来比哭还难看是斜视吗?

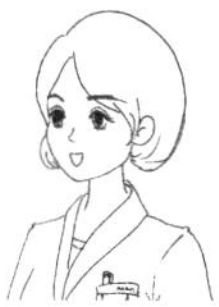

Möbius综合征是一种特殊类型的斜视,是由先天性展神经和面神经麻痹导致面瘫和眼球不能外转产生的。因为会有面瘫的问题,所以患者的面部表情可能会表现为“面具脸”。因此,如果出现笑起来不正常的患者,有可能是一种斜视疾病!

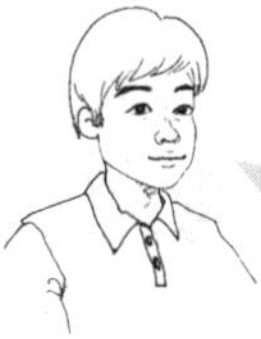

Möbius 综合征有什么表现?

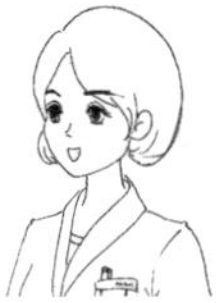

- 面部无表情,表现为“面具脸”。
- 眼球外转不能。
- 有的患者合并眼睛闭合时漏缝。
- 先天性发育异常,可见多指(趾)、带蹼指(趾),缺失手、足或指(趾),短指、畸形手或足,胸部、颈部或舌头的肌肉萎缩,双胸大肌肌肉萎缩、上臂上举无力、乳腺缺如、低位耳、耳郭异常、听力丧失、牙齿异常等。
- 舌肌萎缩、说话吐字不清楚、语言发育障碍等。
- 常合并智力低下、自闭症。
- 部分患者合并颅内钙化或脑干发育不良。

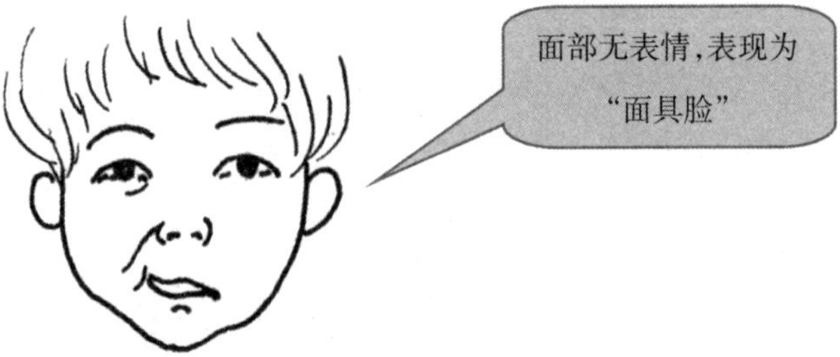

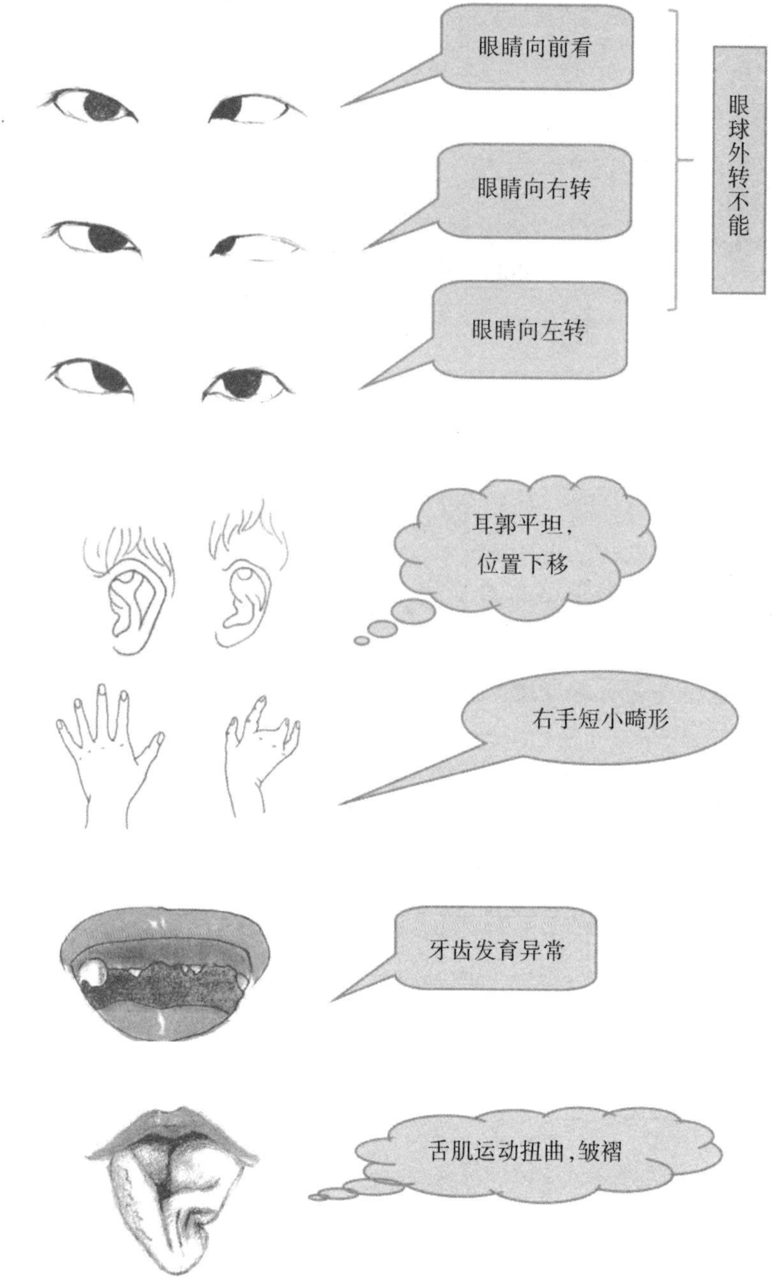
眼睛向前看
眼睛向右转
眼睛向左转
眼球外转不能
耳郭平坦，
位置下移
右手短小畸形
牙齿发育异常
舌肌运动扭曲，皱褶

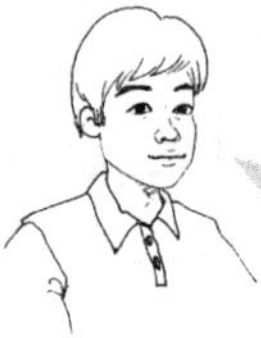

Möbius 综合征怎样治疗?

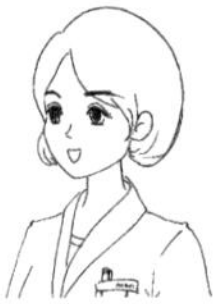

如果Möbius 综合征伴发内斜视,可手术治疗。通过手术治疗可以使美观得到一定的改善,但不能显著改善功能。有些患者会有心理问题,可进行心理疏导治疗。

第十三章

“孩子不能向内上方看也是斜视?”

——Brown综合征

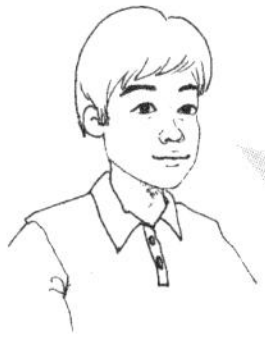

孩子的眼睛不能向内上方转动是怎么回事?

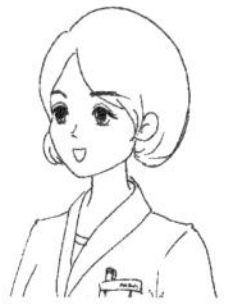

这是一种特殊类型的斜视,称为Brown综合征。

Brown综合征又称为上斜肌腱鞘综合征,主要表现为眼睛不能内上转,甚至内转时出现下转,外转时上转多正常。多数患者在注视正前方和阅读时的眼位是正常的。有些严重的患者会出现看物体时抬下颌。

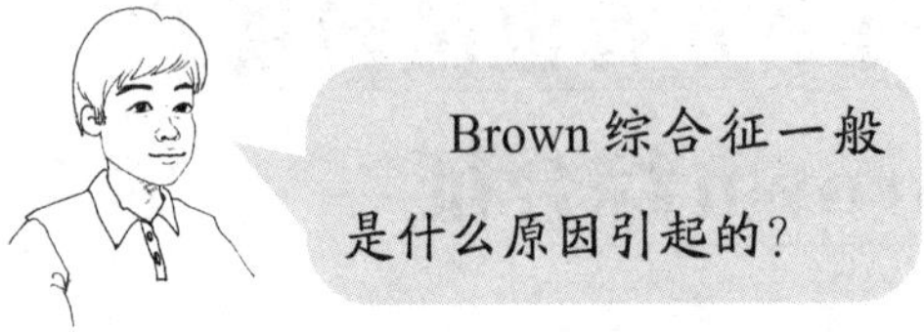

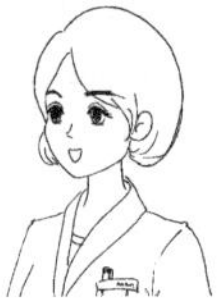

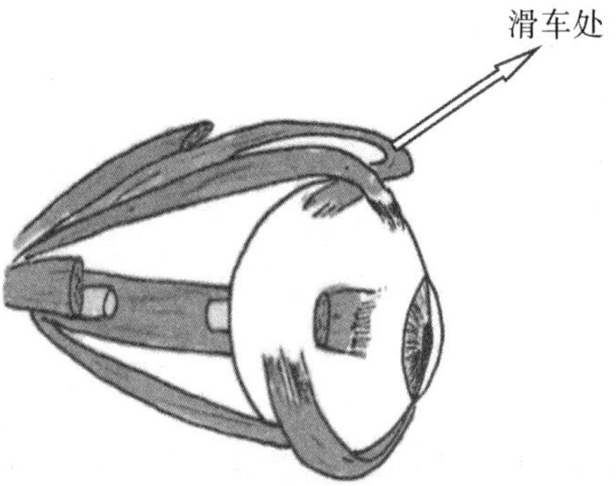

- Brown综合征的主要原因是上斜肌腱在滑车部位受到限制。
- 先天性的Brown综合征一般是由上斜肌发育异常所致；后天性的Brown综合征一般是由一些眼部外伤导致的神经受损或炎症引起。

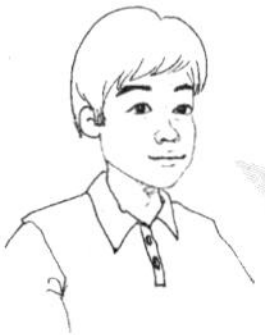

Brown综合征有什么表现?

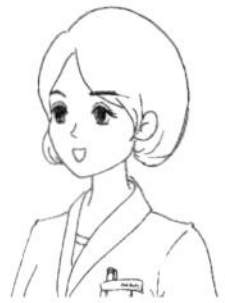

- 我们眼睛朝内上方看时的正常位置如左下图。
- 轻度的Brown综合征在正前方注视时不出现斜视,眼球向内转动时也不出现眼球下转的现象,如右下图①。
- 中度的Brown综合征在正前方注视时不出现斜视,眼球内转时出现患病的眼向下方转动,如右下图②。
- 重度的Brown综合征表现为在正前方注视时出现患病的眼下斜视,而眼球内转时出现急速下转现象,常伴有看物体时抬下颌,如右下图③。

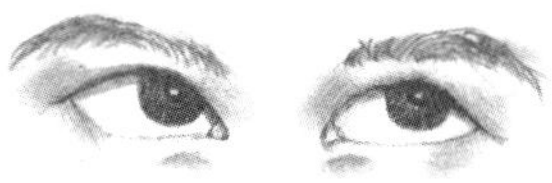

正常内转位的眼位

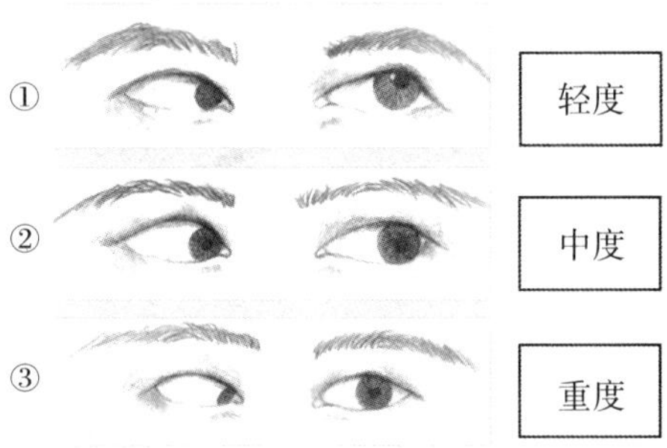

Brown综合征内转位的眼位

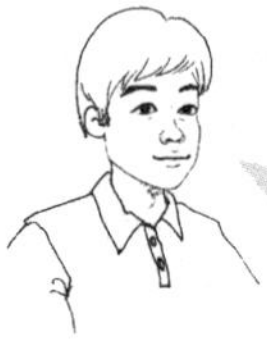

Brown综合征要怎样治疗？

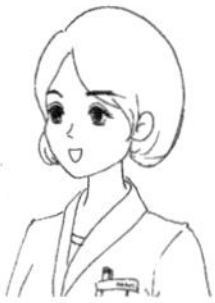

- 约有2/3的Brown综合征患者属于轻度或中度患者，这些患者是无须治疗的，只需要临床观察，所以不必过于紧张。
- 对于重度患者，如果影响外观，则需要考虑手术治疗。但是，如果患者是后天获得性的，则需要先查找病因，并针对病因治疗，不能急于手术。

第十四章

“大脖子病也会引起斜视？”
——甲状腺相关性眼病

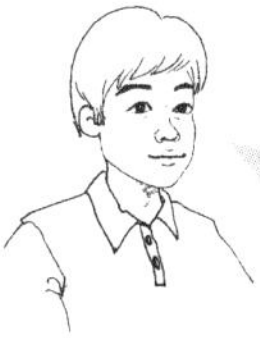

我患有甲状腺功能亢进症，这种病会不会影响到眼睛呀？

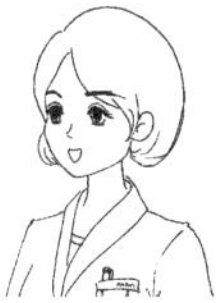

不良的饮食习惯、吸烟等均可导致年轻人出现甲状腺功能异常，继而出现眼球突出、视物重影和眼球运动受限，同时伴有甲状腺肿的综合征，我们称之为甲状腺相关性眼病。

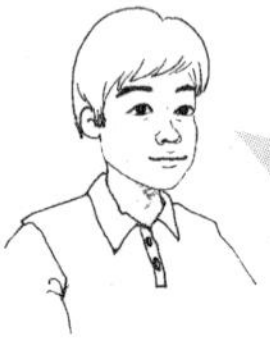

这种疾病常见的表现有哪些？

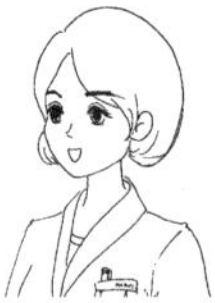

甲状腺相关性眼病的主要特点是：

- 上睑退缩：表现为黑眼珠周围的白眼珠被完全暴露。
- 下斜视：甲状腺相关性眼病患者的下直肌最先受累，表现为下斜视。
- 眼睑迟落：当患者向下看时，上眼睑不随眼球的下转而下落，此时黑眼珠上方的巩膜被完全暴露。
- 结膜充血：白眼珠表面的血管扩张、充血。
- 眼球突出：眼球前移，并向眼眶外过度突出。
- 视物重影：长期甲状腺功能异常导致眼外肌肥大、眼球运动受限，并且看物体时出现重影。

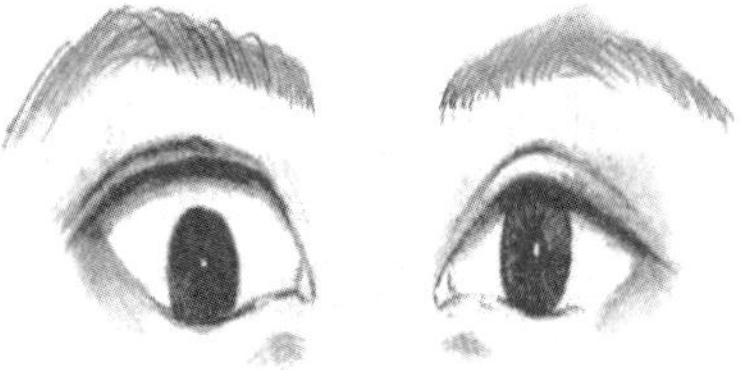

患者右眼表现为下斜视

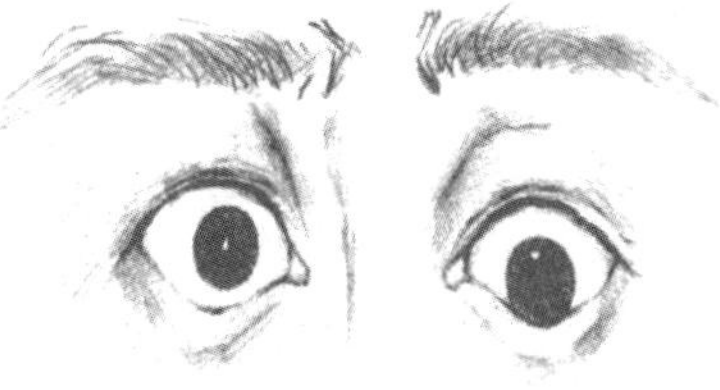

患者左眼眼球突出明显

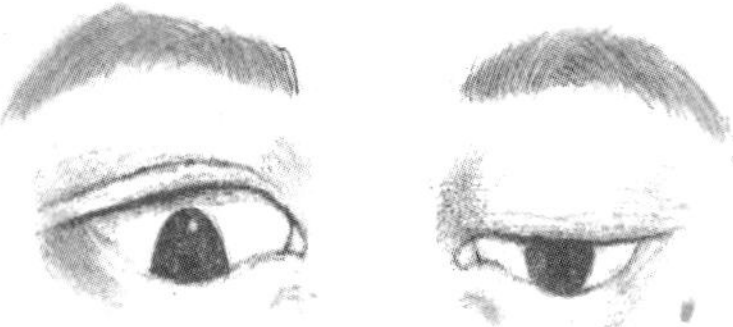

当患者向下看时,右眼上睑迟落

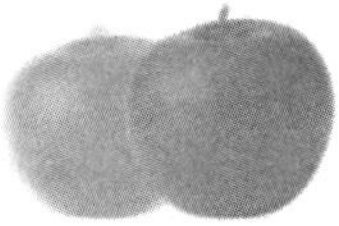

双眼看物体时出现重影

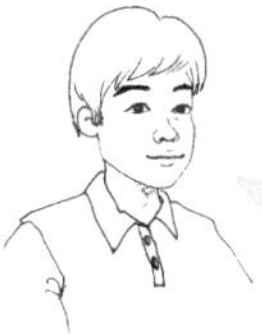

得了这种病,应该采取怎样的治疗方式呢?

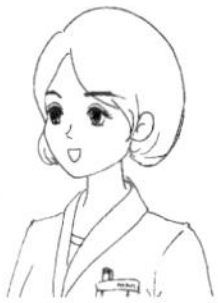

如果患有甲状腺相关性眼病,该怎么做?

- 药物治疗:减轻眼眶水肿,适用于甲状腺炎症活动期的患者。
- 肉毒杆菌毒素A:适用于由上睑退缩和眼外肌痉挛导致的斜视,但其治疗作用仅能维持数周至半年,需反复注射。
- 手术治疗:甲状腺功能正常且病情稳定半年以上,可行手术治疗。

第十五章

眼窝受伤引起的斜视

——眼眶骨折相关性斜视

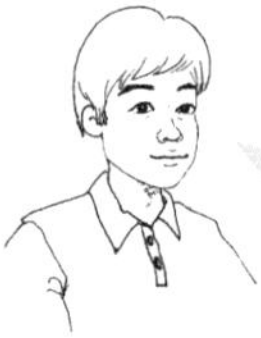

被人打了一拳后变成熊猫眼了，这是怎么回事？

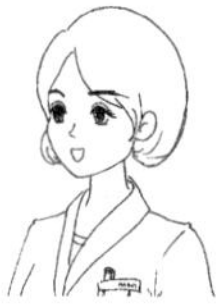

被人打了一拳后眼睛青紫，跟熊猫眼一样，这是因为眼睛周围的血管破裂而造成的血液淤积，医学上称之为“眼睑皮下淤血”。

等青紫消退后发现黑眼珠不能转动、看物体重影、眼球内陷，这时就要考虑眼窝骨骨折了，也就是“眼眶壁骨折”。不就打了一拳吗，怎么就骨折了呢？

这是因为我们的眼部在遭受暴力后受到巨大的冲击，冲击力使眼窝里面的压力突然增大，外力沿眶壁骨传递，引起眼睛外面的骨骼发生爆裂性的骨折。

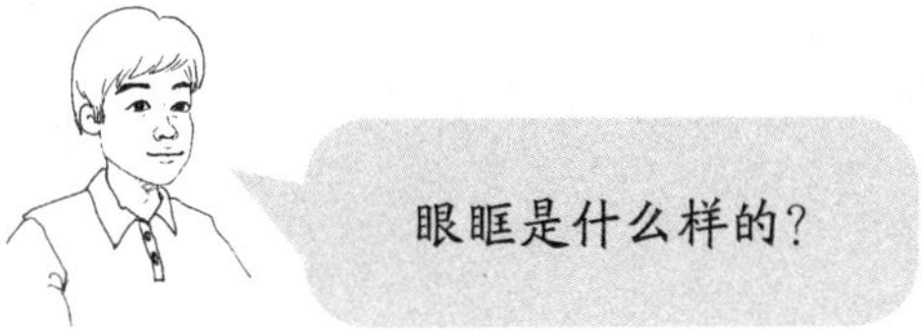

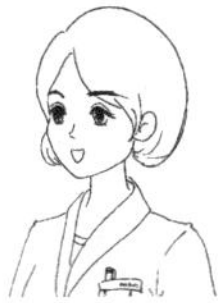

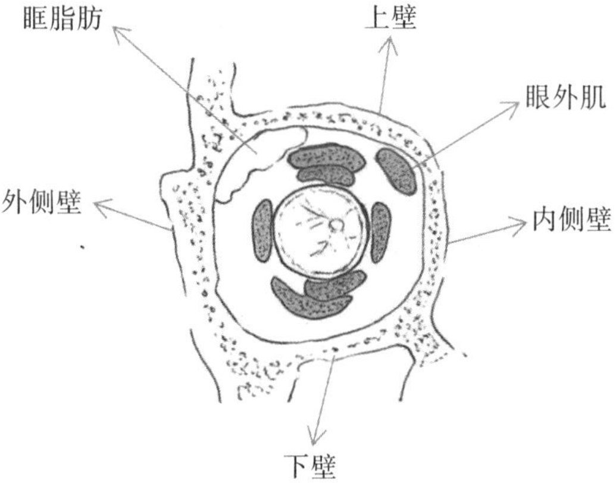

眼眶有七块骨、四个壁。眼球位于眼眶前部，借眶筋膜、韧带与眶壁联系，其周围有眶脂肪填垫，前面有眼睑保护，后部受眶骨壁保护。

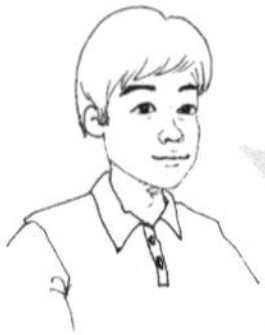

眼窝受损后为什么会出现眼睛不能转动、看物体重影和眼球内陷？

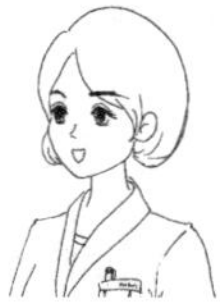

因为眼窝受损后眼窝中的结构发生了移位，导致眼球内陷，双眼不对称。支配眼睛转动的肌肉卡在了骨缝中，眼睛不能转动。如果时间长了，则肌肉出现缺血、麻痹导致重影，从而影响外观及生活。

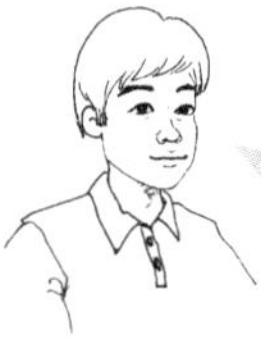

什么方法可以判断眼窝受损？需要手术吗？

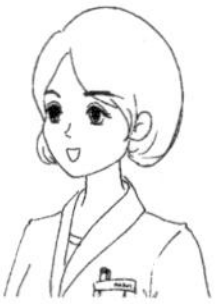

- 眼眶CT可以明确眼睛的结构有无受损、骨折的部位及有无眼外肌嵌顿和压迫视神经等，从而确定是否需要手术治疗。
- 如果患者无明显不适，给予抗炎及对症处理。
- 如果患者有重影、眼球内陷、眼睛不能转动、视力下降等症状，则需要手术治疗。

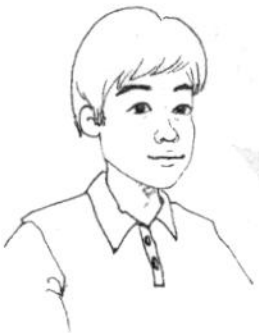

做完眼窝修复手术后，黑眼珠仍偏向一侧是什么原因？还能治疗吗？

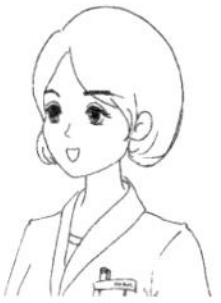

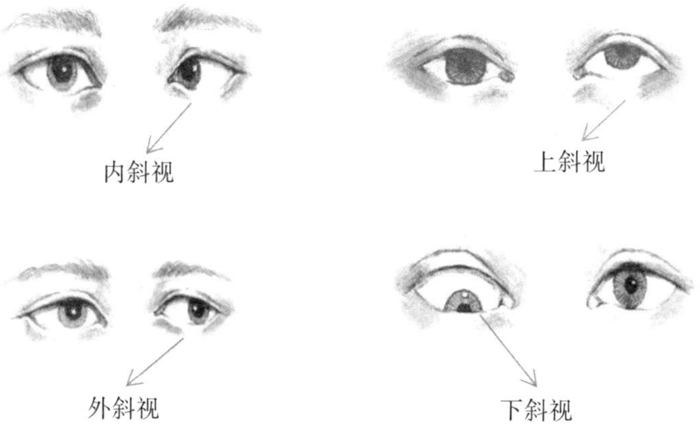

眼窝复位后，大多数患者仍有眼睛偏向一侧看物体的情况，或伴有重影，考虑与眶内组织粘连、神经麻痹等有关。建议手术探查行斜视矫正术，这样大部分患者重影及眼睛偏向一边的症状均可得到缓解。

第十六章

“眼球抖动是斜视吗？”——眼球震颤

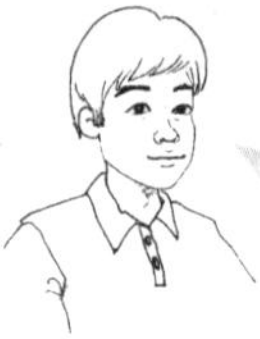

“眼球抖动”是怎么回事？

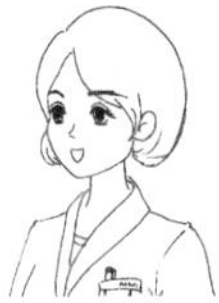

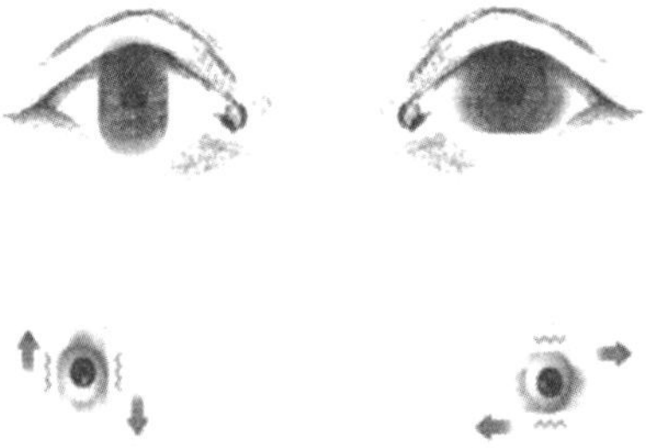

上下震颤　　左右震颤

“眼球抖动”在医学上被称为眼球震颤，是一种不自主的、有节律的、往返的眼球运动。眼球震颤有快速的，也有慢速的，有水平摆动的，也有垂直摆动的。

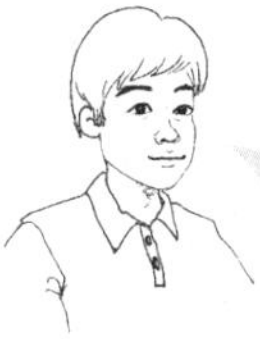

眼球震颤都是天生的吗?

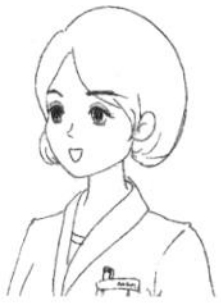

我们见到的眼球震颤大多数是先天性的,也有少部分眼球震颤是后天获得的,后者多是由外伤及颅脑疾病引起。

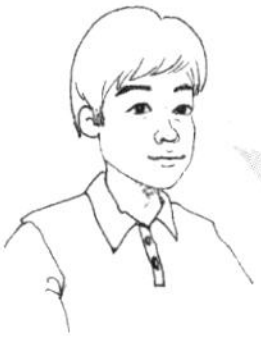

眼球震颤怎么引起的?

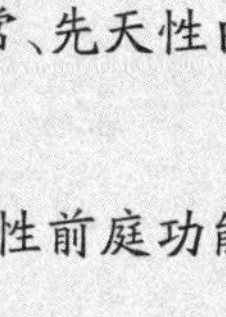

- 眼部因素(如先天性眼球畸形、眼部神经发育异常、先天性白内障、全色盲、黄斑发育异常等)。
- 耳部因素(如梅尼埃综合征、中耳炎、迷路炎、急性前庭功能损伤等)。
- 中枢因素(如脑炎、脑肿瘤、脑血管疾病、脑部外伤、脑震荡、共济失调、多发性硬化等)。
- 还有一些眼球震颤和遗传有关。

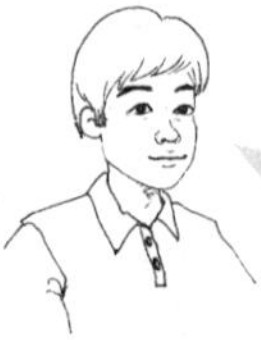

眼球震颤影响视力吗？

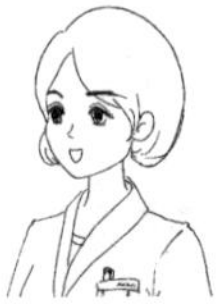

- 有些眼球震颤伴随眼部的其他疾病，对视力影响较大。
- 有些患者的眼球震颤是隐性的，只在某一个方向转动时才出现，也没有眼部的其他疾病，这类眼球震颤对视力的影响并不大，有的患者甚至可以有1.0的视力。
- 对于伴有眼球震颤的患者，需要到医院做详细检查。

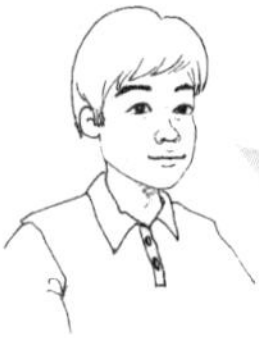

眼球震颤需要做哪些检查呢？

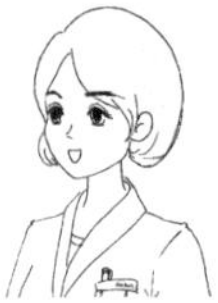

- 视力检查（单眼、双眼分别做检查），往往双眼的视力好于单眼的视力。
- 确认患者是否有斜着眼或头偏向一侧注视物体。
- 检查是否伴有斜视。
- 确认眼球震颤的方向。是否有规律性，有没有在哪个方向震颤比较轻微。
- 最重要的是，需要检查是否有其他眼部疾病（例如，先天性眼底疾病、先天性白内障等）。
- 同时，还要检查患者是否有神经系统疾病及耳部前庭相关的疾病。

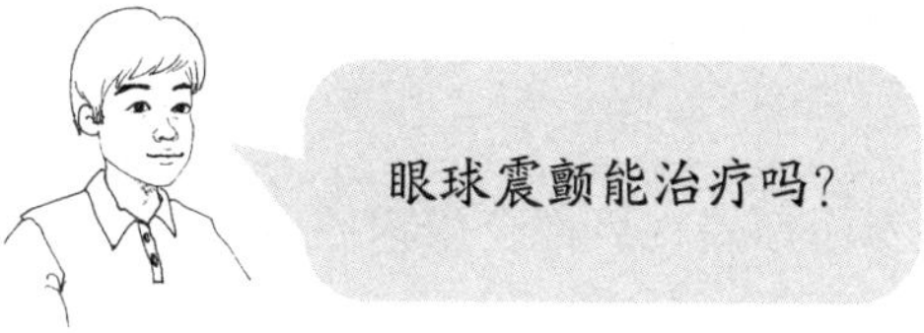

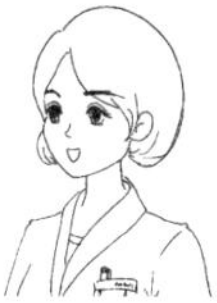

我们无法从根本上解决眼球震颤的问题,但是我们可以通过下面的方法减轻眼球震颤,以提高视力和改善外观:

- 如果患者有屈光度,应及时佩戴眼镜以矫正视力。
- 对于有弱视的患者,应积极治疗弱视。
- 通过佩戴三棱镜来改善偏头看物体的情况。
- 通过手术治疗改善偏头看物体的情况,减轻眼球震颤。
- 对于有全身疾病的患者,应同时积极治疗全身疾病。

一旦有眼球震颤的问题,还是需要第一时间到眼科医院进行详细检查,以免耽误治疗。

有些人认为,随着年龄增长,眼球震颤就会自己好转是没有科学依据的。

第十七章

斜视手术前后需要注意什么?

家长被告知孩子需要手术治疗斜视后都会很担心,最主要的原因是家长对斜视手术认识不够。下面我们就科普一下斜视手术前后的注意事项,以消除患者及家属对手术的顾虑。

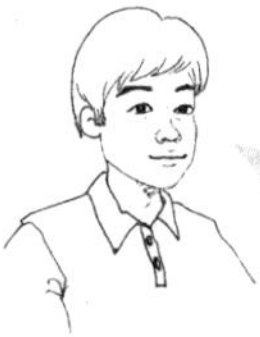

孩子最近有点咳嗽,可以手术吗?

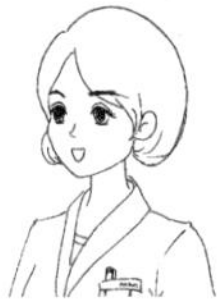

不可以。

- 术前要对患者的全身情况进行评估,并做全身检查。例如,化验血、心电图、胸片等,以排除身体重要脏器疾病。
- 如近期有感冒、咳嗽、发热等不适症状,术中容易引起肺部的一些疾病,故需要恢复后再考虑手术。
- 尤其是儿童患者,其疾病变化快,全身麻醉手术对全身情况要求更严格。

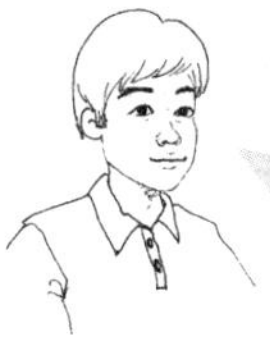

小孩子手术需要全身麻醉吗？局部麻醉行不行？

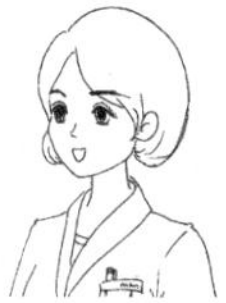

对于年龄太小的患者或者因紧张而无法配合手术的成人患者是需要全身麻醉手术的。全身麻醉就是患者睡一觉醒来手术就完成了，患者没有一点感觉。

对于年龄大一些的青少年患者及能够配合手术的成人患者，可以行局部麻醉手术，局部麻醉手术过程中患者是清醒的。除了眼睛麻醉，全身都是有知觉的，所以患者会有一些不适，具体因人而异。

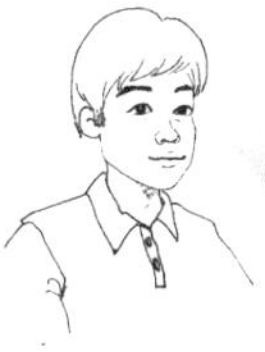

孩子手术前需要注意些什么？

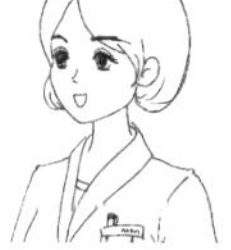

- 建议术前一天洗头、洗澡，做好个人卫生，但注意不要着凉。
- 禁肉类、辛辣食物，禁喝牛奶等乳制品，要清淡饮食。
- 穿带扣子衣服或者宽松一点的衣服以方便术中心电监护。
- 女性患者应避开月经期，以免增加术中出血、术后感染的可能性。
- 面部、眼部不要化妆，梳理好头发。

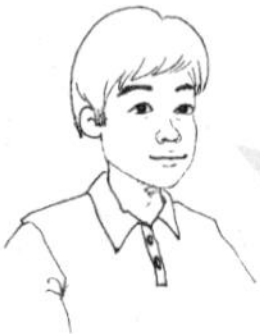

为什么全身麻醉手术前不能进食？大概术前多久不能进食？

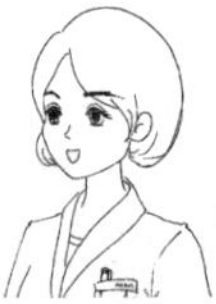

因为全身麻醉状态下负责呼吸的器官——气管，不能正常工作。

如果胃里有食物反流到气管里，则会造成窒息。所以，全身麻醉手术前不能进食。

一般情况下，术前8小时不能进食，术前6小时不能饮水。

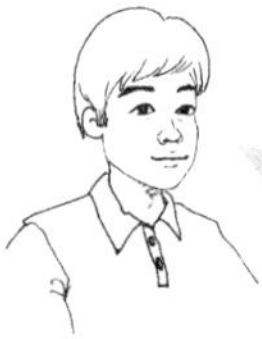

孩子全身麻醉手术后多长时间就醒了？

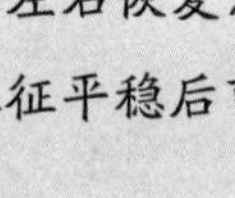

全身麻醉手术后患者进入麻醉观察室，10分钟左右恢复意识，需要吸氧、心电监护，并观察生命体征。生命体征平稳后可返回病房。

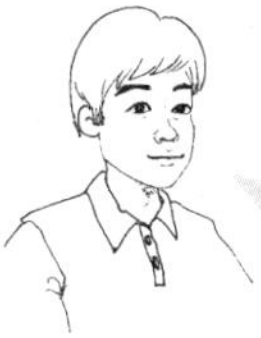

孩子全身麻醉手术后多长时间可以进食？如果是局部麻醉呢？

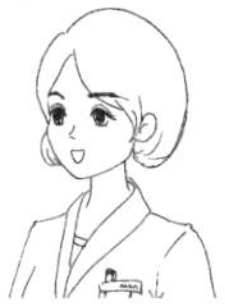

全身麻醉手术后3小时可饮清水，4小时可进流食（如稀饭、疙瘩汤、鸡蛋汤等容易消化的食物）。如果是局部麻醉手术患者，无明显不适，即可进食，但要清淡饮食，少量多餐。

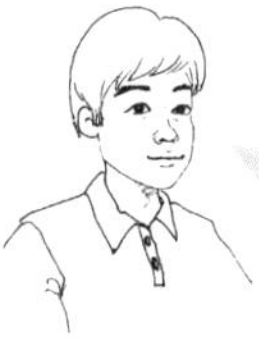

手术会不会很痛，大概需要多长时间？

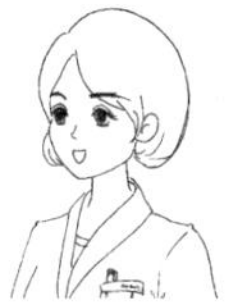

- 对于全身麻醉手术，患者没有任何感觉，一点都不会感到疼痛。
- 对于局部麻醉手术，除了眼睛麻醉，患者全身都是有知觉的。在手术过程中，大部分患者的疼痛感不会很明显，但牵拉肌肉的感觉让患者有些不舒服。一少部分患者会有短暂性气短、心慌，或者头晕、恶心的情况，休息可缓解，具体因人而异。
- 对于手术时间，根据斜视的复杂情况，需要20~40分钟。
- 我们眼睛的肌肉都是由神经支配的，术后肌肉水肿，所以眼睛有被物体拽着的感觉，并反射性地出现恶心、呕吐，医学上称之为“眼心反射”。
- 眼心反射为斜视手术后正常的反应，尤其是年龄较大的局部麻醉患者，术后放松心情、休息即可缓解。如果呕吐严重，则需要输液、补液。一般术后1~2天症状好转。对于平时晕车的患者，斜视手术后更容易出现恶心、呕吐等症状。

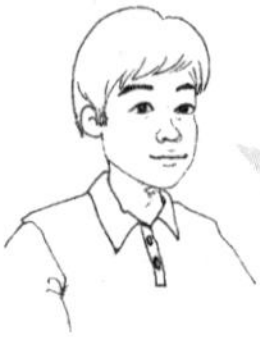

斜视手术后需要口服或者输注抗生素吗?

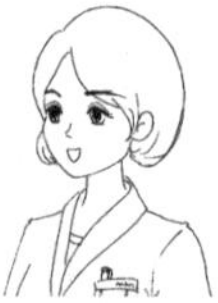

不需要。

斜视手术为眼部手术,切口小,不需要全身使用抗生素。但术前需要滴抗感染滴眼液3天,以预防术后感染的发生。术后也是滴抗感染滴眼液即可。

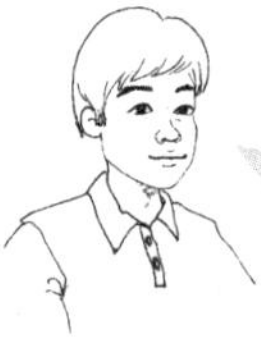

正确的滴眼药水的方法是什么?

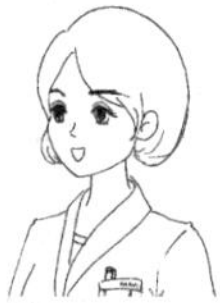

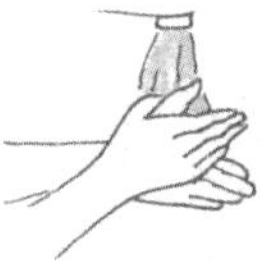

1.滴眼药水前先清洗双手。

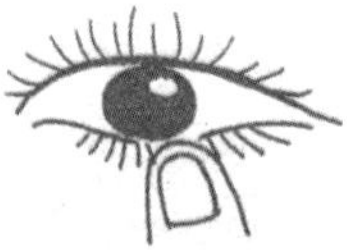

2.轻轻下拉眼皮。

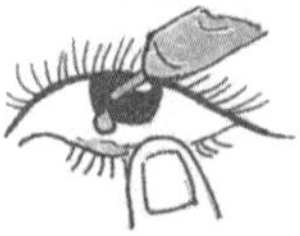

3.眼药水最好滴到白眼珠。

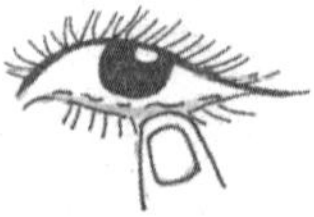

4.一次滴1滴,滴多了浪费。

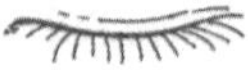

5.滴完后闭眼休息一会。

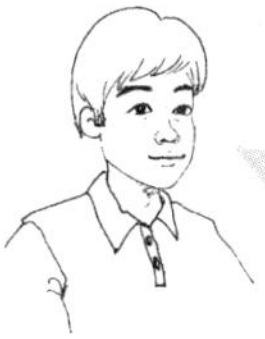

斜视手术后眼睛红是不是感染了？

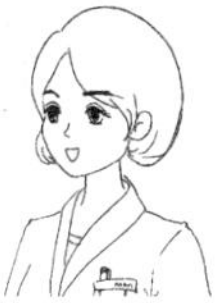

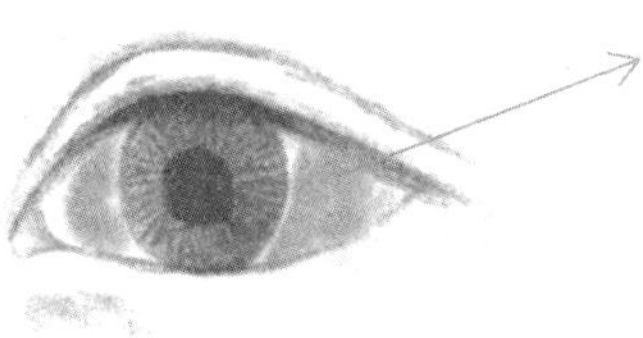

白眼珠表面发红，医学上称之为“球结膜充血”

扫码见彩图4

不是的。

在我们的白眼珠表面有一层薄薄的膜——球结膜，球结膜上面有散在的小血管。因为球结膜是手术切口，所以小血管会少量出血，也就是我们看到的白眼珠表面发红，这是手术后的正常反应，并不是感染了。

这种情况一般在术后0.5~1个月消失。所以，术后需要冰敷眼睛，起到止血消肿的作用，同时配合消炎眼药水进行抗感染治疗。

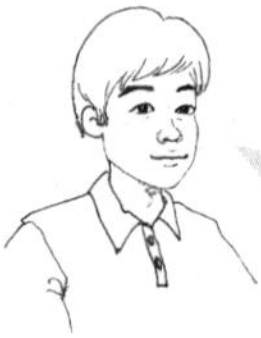

做完斜视手术是不是就看不见了？还需要戴眼镜吗？

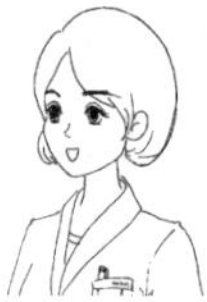

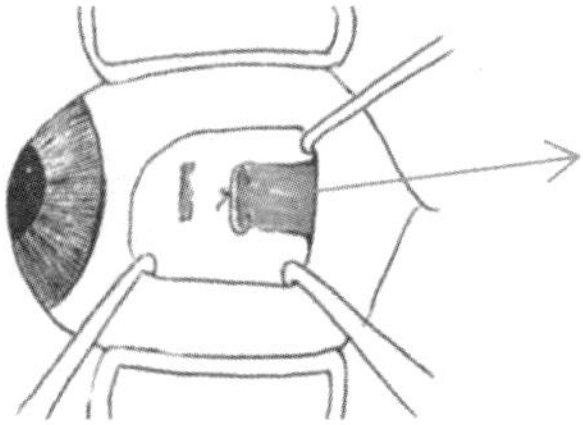

手术是不会影响视力的。手术部位在白眼珠表面，看物体是从黑眼珠中央进入，不是一个部位。

手术只是改善斜视，不影响眼睛的屈光度，所以术前佩戴眼镜的患者术后仍需佩戴眼镜。

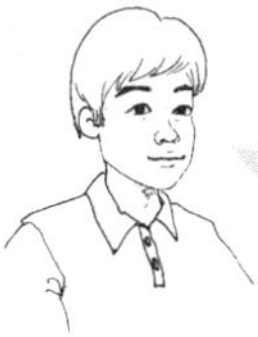

手术后流泪，挣不开眼睛，是不是进物体了？

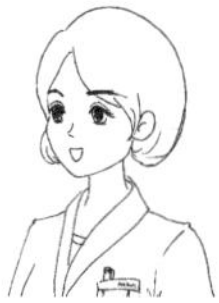

不是的。

因为斜视手术后要缝合切口，白眼珠表面组织——球结膜的表面有线头。当我们睁眼和闭眼时，线头就会与眼皮接触，就如同眼睛里面进了物体一样，如沙子或者睫毛，所以会有异物感。

这种感觉一两天就会消失。现在应用的都是可吸收缝线，如果一周后仍感觉眼睛里有东西，则可以拆除缝线。如果没有特殊不适，则切口长好后，缝线自动掉落，不需要拆线。

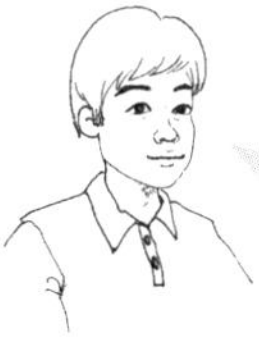

术后需要滴眼药水多长时间？

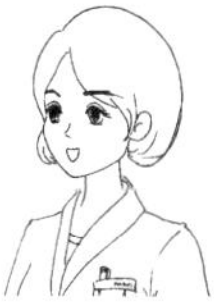

需要1个月左右。

很多患者及其家属看见发红的眼睛碰也不敢碰，一般手术后都是由护士帮助滴眼药水，出院后则需要患者自己或者家属来滴。所以，在住院期间护士会教会患者如何正确使用滴眼液的。

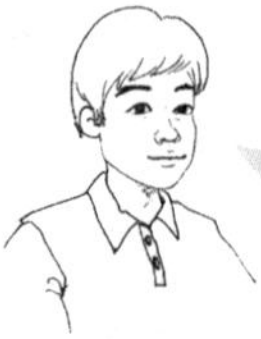

斜视手术后多长时间可以洗澡、洗脸？能剧烈运动吗？

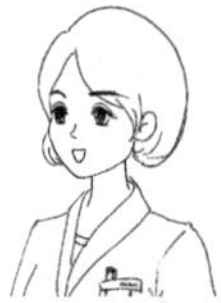

术后可以洗澡、洗脸，但是半个月内眼睛不能进水，尤其是不能游泳。

正常生活是没有问题的，1个月内尽量不要做太剧烈的运动，如举重、跆拳道、蹦极等。

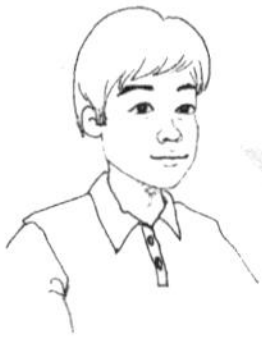

斜视手术后还需要复查吗？会复发吗？

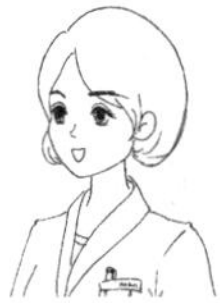

需要复查。

如果斜视手术后不会用双眼看物体，也不到医院复查，双眼视功能差，斜视还是会复发的。所以，不是做完斜视手术就不需要复查了。及时到医院就诊可避免斜视的再发生，一般斜视手术后需要1周、1个月、3个月、半年进行复查。